2013
中国卫生和计划生育统计提要

China Health and Family Planning Statistical Digest

国家卫生和计划生育委员会 编

National Health and Family Planning Commission

中国协和医科大学出版社

Peking Union Medical College Press

图书在版编目（CIP）数据

2013 中国卫生统计提要 / 国家卫生和计划生育委员会编.
—北京：中国协和医科大学出版社，2013. 5
ISBN 978-7-81136-852-9

Ⅰ. ①2…　Ⅱ. ①国…　Ⅲ. ①卫生统计-提要-中国-2013
Ⅳ. ①R195-54

中国版本图书馆 CIP 数据核字（2013）第 085468 号

2013 中国卫生统计提要

编　　者：国家卫生和计划生育委员会编
责任编辑：吴桂梅　孙阳鹏

出版发行：**中国协和医科大学出版社**
（北京东单三条九号　邮编 100730　电话 65260378）
网　　址：www. pumcp. com
经　　销：新华书店总店北京发行所
印　　刷：北京佳艺恒彩印刷有限公司

开　　本：850×1168　1/32 开
印　　张：6. 25
字　　数：160 千字
版　　次：2013 年 8 月第 1 版　　2013 年 8 月第 1 次印刷
定　　价：42. 00 元

ISBN 978-7-81136-852-9/R · 852

《中国卫生和计划生育统计提要·2013》
编辑部

主　　任：孟　群
副 主 任：伍晓玲　薛　明
责任编辑：缪之文　韩玉哲
编辑人员（以姓氏笔画为序）：

丁一磊　马　力　王蓉蓉　王黎君　王　冀
刘韫宁　孙学军　李志朋　李筱翠　张　琪
胡艳敏　赵　阳　贺　蕾　赵素萍　郭　青
韩俊丽　翟铁民　蔡　玥

China Health and Family Planning Statistical Digest·2013
Editorial Department

Director: Meng Qun
Associate Director: Wu Xiaoling, Xue Ming
Coordinators: Miao Zhiwen, Han Yuzhe
Editorial Staff :

Ding Yilei, Ma Li, Wang Rongrong, Wang Lijun, Wang Ji,
Liu Yunning, Sun Xuejun, Li Zhipeng, Li Xiaocui, Zhang Qi,
Hu Yanmin, Zhao Yang, He Lei, Zhao Suping, Guo Qing,
Han Junli, Zhai Tiemin, Cai Yue

编者说明

一、2012 年部分数据为初步统计数，调整数见《中国卫生和计划生育统计年鉴·2013》。

二、全国性统计指标均未包括香港、澳门特别行政区和台湾省数据。

三、本资料数据主要来源于统计年报和抽样调查。香港、澳门特别行政区和台湾省数据及附录摘自《中国统计年鉴》和《世界卫生统计》。

四、指标解释

（一）医疗卫生机构包括医院、基层医疗卫生机构、专业公共卫生机构和其他机构。

（二）医院包括综合医院、中医医院、中西医结合医院、民族医院、各类专科医院和护理院，不包括专科疾病防治院、妇幼保健院和疗养院。医院可分为公立医院和民营医院。

1．公立医院指经济类型为国有和集体办的医院。

2．民营医院指公立医院以外的其他医院，包括联营、股份合作、私营、台港澳投资和外国投资等医院。

（三）基层医疗卫生机构包括社区卫生服务中心（站）、乡镇(街道)卫生院、村卫生室、门诊部、诊所（医务室），可分为政府办基层医疗卫生机构和非政府办基层医疗卫生机构。政府办基层医疗卫生机构包括政府举办的社区卫生服务中心（站）、乡镇(街道)卫生院。

（四）专业公共卫生机构包括疾病预防控制中心、专科疾病防治机构、健康教育机构、妇幼保健机构、急救中心（站）、采供血机构、卫生监督机构、取得《医疗机构执业许可证》的计划生育技术服务机构。

（五）东部地区包括北京、天津、河北、辽宁、上海、江苏、浙江、福建、山东、广东、海南11个省（市），中部地区包括黑龙江、吉林、山西、安徽、江西、河南、湖北、湖南8个省，西部地区包括内蒙古、广西、重庆、四川、贵州、云南、西藏、陕西、甘肃、青海、宁夏、新疆12个省(区、市)。

（六）城市包括直辖市和地级市辖区。农村包括县及县级市。

五、“ - ”表示无数字，“…”表示数字不详，“#”表示其中项。

卫生部统计信息中心

2013年7月

Editor's Note

Ⅰ. Due to time limit, some data for 2012 are preliminary statistics. The adjusted data will be in "China Health and Family Planning Statistical Yearbook 2013".

Ⅱ. National data in this book do not include that of Hong Kong Special Administrative Region, Macao Special Administrative Region, and Taiwan Province.

Ⅲ. Major data are obtained from annual statistical reports and sample surveys. Appendix and data of Hong Kong Special Administrative Region, Macao Special Administrative Region and Taiwan Province are collected from China Statistical Yearbook and World Health Statistics.

Ⅳ. Notes on Main Statistical Indicators

1. Health care institutions include hospitals, grass-roots health care institutions, specialized public health institutions, and other health care institutions.

2. Hospitals include general hospitals, TCM(Traditional Chinese Medicine) hospitals, hospitals of Integrated Chinese and Western Medicine, hospitals of traditional ethnic medicine, various specialized hospitals and nursing homes, do not include specialized disease prevention and treatment institutions, MCH institutions and sanatoriums. Hospitals can be classified into public hospitals and non-public hospitals.

(1) Public hospitals refer to state-owned and collective-owned hospitals.

(2) Non-public hospitals refer to hospitals domestic-funded by ownerships of joint, cooperative, private, and all other hospitals funded by Hong Kong, Macao, Taiwan, and foreign countries.

3. Grass-roots health care institutions include community health centers (stations), township (sub-district) health centers, village clinics, outpatient departments, and clinics. Government-run grass-roots health care institutions include government-run community health centers (stations), and township (sub-district) health centers.

4. Specialized public health institutions include CDC, specialized disease prevention and treatment institutions, health education institutions, MCH institutions, emergency centers and first-aid stations, blood gathering and supplying institutions, health inspection institutions, and centers for family planning technical services which obtained Practice License of Medical Institution.

5. Eastern region includes 11 provinces (municipalities): Beijing, Tianjin, Hebei, Liaoning, Shanghai, Jiangsu, Zhejiang, Fujian, Shandong, Guangdong and Hainan; Central region includes 8 provinces: Shanxi, Jilin, Heilongjiang, Anhui, Jiangxi, Henan, Hubei, and Hunan; Western region includes 12 provinces (autonomous regions/municipalities): Inner Mongolia, Guangxi, Chongqing, Sichuan, Guizhou, Yunnan, Tibet, Shaanxi, Gansu, Qinghai, Ningxia and Xinjiang.

6. Urban area refers to municipalities and prefecture level cities; rural area refers to counties and county-level cities.

Ⅴ. Use of Symbols: "-" indicates no figure; "…" indicates data not available; "#" indicates the major items of the total.

Center for Health Statistics and Information, Ministry of Health

July 2013

目　　录
Contents

一、居民健康状况
Health Status of Population

二、公共卫生服务

Public Health Services

四、基层卫生服务

Grass-roots Health Care Services

五、中医药服务

Traditional Chinese Medicine Services

六、药品供应保障

Drug Supply and Support

附录 1：香港和澳门特别行政区与台湾省卫生状况

Appendix I: Health Status of Hong Kong, Macao Special Administrative Region and Taiwan Province

附录 2：主要国家卫生状况

Appendix II: Health Status of Main Countries

附录 3：我国主要人口与社会经济指标

Appendix Ⅲ: Main Indicators of Population, Society and Economy of China

一、居民健康状况

Health Status of Population

人均预期寿命（岁）

Life Expectancy at Birth（Year）

年份 Year	资料来源 Data Source	合计 Total	男 Male	女 Female
2000	全国第五次人口普查 The 5th National Population Census of the P	71.4	69.6	73.3
2005	人口变动情况抽样调查 The Sample Survey of Population Changes	73.0	71.0	74.0
2010	全国第六次人口普查 The 6th National Population Census of the P.R.C.	74.8	72.4	77.4

注：人均预期寿命指出生时预期寿命。

人口出生率、死亡率和自然增长率

Birth, Death and Natural Increase Rate

年份 Year	出生率 Birth Rate (‰)	死亡率 Death Rate (‰)	自然增长率 Natural Increase Rate (‰)
2000	14.0	6.45	7.58
2005	12.4	6.51	5.89
2008	12.1	7.06	5.08
2009	12.1	7.08	5.05
2010	11.9	7.11	4.79
2011	11.9	7.14	4.79
2012	12.1	7.15	4.95

资料来源：《中国统计年鉴》。 Source: China Statistical Yearbook.

各地区人均预期寿命、出生率和死亡率

Life Expectancy at Birth, Birth and Death Rate by Region

地区 Region	人均预期寿命(岁) Life Expectancy at Birth (Year)		出生率 Birth Rate (‰)		死亡率 Death Rate (‰)	
	2000	2010	2010	2011	2010	2011
总 计 Total	**71.40**	**74.83**	**11.90**	**11.93**	**7.11**	**7.14**
北 京 Beijing	76.10	80.18	7.48	8.29	4.41	4.27
天 津 Tianjin	74.91	78.89	8.18	8.58	5.58	6.08
河 北 Hebei	72.54	74.97	13.22	13.02	6.41	6.52
山 西 Shanxi	71.65	74.92	10.68	10.47	5.38	5.61
内蒙古 Inner Mongolia	69.87	74.44	9.30	8.94	5.54	5.43
辽 宁 Liaoning	73.34	76.38	6.68	5.71	6.26	6.05
吉 林 Jilin	73.10	76.18	7.91	6.53	5.88	5.51
黑龙江 Heilongjiang	72.37	75.98	7.35	6.99	5.03	5.92
上 海 Shanghai	78.14	80.26	7.05	6.97	5.07	5.10
江 苏 Jiangsu	73.91	76.63	9.73	9.59	6.88	6.98
浙 江 Zhejiang	74.70	77.73	10.27	9.47	5.54	5.40
安 徽 Anhui	71.85	75.08	12.70	12.23	5.95	5.91
福 建 Fujian	72.55	75.76	11.27	11.41	5.16	5.20
江 西 Jiangxi	68.95	74.33	13.72	13.48	6.06	5.98
山 东 Shandong	73.92	76.46	11.65	11.50	6.26	6.40

资料来源：《中国统计年鉴》，系第五、六次人口普查数。

Source: China Statistical Yearbook.

续表 Continued

地区 Region	人均预期寿命(岁) Life Expectancy at Birth (Year)		出生率 Birth Rate (‰)		死亡率 Death Rate (‰)	
	2000	2010	2010	2011	2010	2011
河　南 Henan	71.54	74.57	11.52	11.56	6.57	6.62
湖　北 Hubei	71.08	74.87	10.36	10.39	6.02	6.01
湖　南 Hunan	70.66	74.70	13.10	13.35	6.70	6.80
广　东 Guangdong	73.27	76.49	11.18	10.45	4.21	4.35
广　西 Guangxi	71.29	75.11	14.13	13.71	5.48	6.04
海　南 Hainan	72.92	76.30	14.71	14.72	5.73	5.75
重　庆 Chongqing	71.73	75.70	9.17	9.88	6.40	6.71
四　川 Sichuan	71.20	74.75	8.93	9.79	6.62	6.81
贵　州 Guizhou	65.96	71.10	13.96	13.31	6.55	6.93
云　南 Yunnan	65.49	69.54	13.10	12.71	6.56	6.36
西　藏 Tibet	64.37	68.17	15.80	15.39	5.55	5.13
陕　西 Shaanxi	70.07	74.68	9.73	9.75	6.01	6.06
甘　肃 Gansu	67.47	72.23	12.05	12.08	6.02	6.03
青　海 Qinghai	66.03	69.96	14.94	14.43	6.31	6.12
宁　夏 Ningxia	70.17	73.38	14.14	13.65	5.10	4.68
新　疆 Xinjiang	67.41	72.35	15.99	14.99	5.43	4.42

监测地区孕产妇及5岁以下儿童死亡率

Maternal and Under-five Mortality in Surveillance Region

指标 Indicator	2005	2008	2009	2010	2011	2012
孕产妇死亡率(1/10万)	**47.7**	**34.2**	**31.9**	**30.0**	**26.1**	**24.5**
Maternal Mortality Rate (Per 100 000 Live Births)						
城市 Urban	25.0	29.2	26.6	29.7	25.2	22.2
农村 Rural	53.8	36.1	34.0	30.1	26.5	25.6
5岁以下儿童死亡率(‰)	**22.5**	**18.5**	**17.2**	**16.4**	**15.6**	**13.2**
Under 5 Mortality Rate (Per 1000 Live Births)						
城市 Urban	10.7	7.9	7.6	7.3	7.1	5.9
农村 Rural	25.7	22.7	21.1	20.1	19.1	16.2
婴儿死亡率(‰)	**19.0**	**14.9**	**13.8**	**13.1**	**12.1**	**10.3**
Infant Mortality Rate (Per 1000 Live Births)						
城市 Urban	9.1	6.5	6.2	5.8	5.8	5.2
农村 Rural	21.6	18.4	17.0	16.1	14.7	12.4
新生儿死亡率(‰)	**13.2**	**10.2**	**9.0**	**8.3**	**7.8**	**6.9**
Neonatal Mortality Rate (Per 1000 Live Births)						
城市 Urban	7.5	5.0	4.5	4.1	4.0	3.9
农村 Rural	14.7	12.3	10.8	10.0	9.4	8.1

补充资料：解放前孕产妇死亡率为150/万。

Note: Maternal mortality rate prior to 1949 was 150 per 10 000 live births.

监测地区孕产妇死亡原因（2012年）

Leading Causes of Maternal Mortality in Surveillance Region (2012)

疾病名称 Diseases	合计 Total			城市 Urban			农村 Rural		
	位次 Rank	孕产妇死亡率 Maternal Mortality Rate (1/100000)	构成 (%)	位次 Rank	孕产妇死亡率 Maternal Mortality Rate (1/100000)	构成 (%)	位次 Rank	孕产妇死亡率 Maternal Mortality Rate (1/100000)	构成 (%)
计 tal		**24.5**	**100.0**		**22.2**	**100.0**		**25.6**	**100.0**
科出血 stetric morrhage	1	6.6	27.0	1	5.7	25.6	1	7.0	27.5
水栓塞 nniotic Fluid nbolism	2	3.2	12.9	2	3.9	17.4	3	2.9	11.5
脏病 art Disease	4	2.7	10.9	3	1.5	7.0	2	3.1	12.2
高征 egnancy-Induced ypertension Sydrome	3	2.0	8.0	3	1.5	7.0	4	2.1	8.4
脉血栓形成 肺栓塞症 lebothrombosis and Plumonary nbolism in Pregnancy	5	1.3	5.2	3	1.5	7.0	5	1.2	4.6
病 patopathy	6	0.8	3.2	4	0.8	3.5	6	0.8	3.1

部分地区居民前十位疾病死亡专率及死因构成（2012年）

Mortality Rate of 10 Main Diseases in Certain Region (2012)

顺位 Rank	城市 Urban			农村 Rural		
	死亡原因 Causes (ICD-10)	死亡专率 Mortality Rate (1/100000)	构成 (%)	死亡原因 Causes (ICD-10)	死亡专率 Mortality Rate (1/100000)	构成 (%)
1	恶性肿瘤 Malignant Neoplasms	164.51	26.81	恶性肿瘤 Malignant Neoplasms	151.47	22.96
2	心脏病 Heart Disease	131.64	21.45	脑血管病 Cerebrovascular Disease	135.95	20.61
3	脑血管病 Cerebrovascular Disease	120.33	19.61	心脏病 Heart Disease	119.50	18.11
4	呼吸系病 Diseases of the Respiratory System	75.59	12.32	呼吸系病 Diseases of the Respiratory System	103.90	15.75
5	损伤及中毒 Injury & Poisoning	34.79	5.67	损伤及中毒 Injury & Poisoning	58.86	8.92
6	内分泌营养和代谢病 Endocrine,Nutritional & Metabolic Diseases	17.32	2.82	消化系病 Diseases of the Digestive System	16.79	2.54
7	消化系病 Diseases of the Digestive System	15.25	2.48	内分泌营养和代谢病 Endocrine,Nutritional & Metabolic Diseases	10.66	1.62
8	神经系病 Diseases of the Nervous System	6.86	1.12	传染病 Infectious Disease	7.77	1.18
9	泌尿生殖系病 Diseases of the Genitourinary System	6.30	1.03	泌尿生殖系病 Diseases of the Genitourinary System	6.62	1.00
10	传染病 Infectious Disease	6.07	0.99	神经系病 Diseases of the Nervous System	6.26	0.95
	十种死因合计 Total		**94.30**	**十种死因合计 Total**		**93.64**

注：本表城市指市，农村指县及县级市。

续表1 Continued

	男性-城市 Male-Urban			男性-农村 Male-Rural		
	死亡原因 Causes (ICD-10)	死亡专率 Mortality Rate (1/100000)	构成 (%)	死亡原因 Causes (ICD-10)	死亡专率 Mortality Rate (1/100000)	构成 (%)
1	恶性肿瘤 Malignant Neoplasms	208.11	29.64	恶性肿瘤 Malignant Neoplasms	198.65	25.91
2	心脏病 Heart Disease	136.38	19.42	脑血管病 Cerebrovascular Disease	150.62	19.65
3	脑血管病 CerebrovasculaDisease	130.68	18.61	心脏病 Heart Disease	123.51	16.11
4	呼吸系病 Diseases of the Respiratory System	87.55	12.47	呼吸系病 Diseases of the Respiratory System	114.53	14.94
5	损伤及中毒 Injury & Poisoning	45.66	6.50	损伤及中毒 Injury & Poisoning	78.92	10.29
6	消化系病 Diseases of the Digestive System	18.78	2.67	消化系病 Diseases of the Digestive System	21.95	2.86
7	内分泌营养和代谢病 Endocrine,Nutritional & Metabolic Diseases	15.96	2.27	传染病 Infectious disease	10.90	1.42
8	传染病 Infectious disease	8.62	1.23	内分泌营养和代谢病 Endocrine,Nutritional & Metabolic Diseases	9.92	1.29
9	神经系病 Diseases of the Nervous System	7.28	1.04	泌尿生殖系病 Diseases of the Genitourinary System	7.72	1.01
10	泌尿生殖系病 Diseases of the Genitourinary System	7.01	1.00	神经系病 Diseases of the Nervous System	6.60	0.86
	十种死因合计 Total		**94.85**	**十种死因合计 Total**		**94.35**

续表2 Continued

	女性-城市 Female-Urban			女性-农村 Female-Rural		
	死亡原因 Causes (ICD-10)	死亡专率 Mortality Rate (1/100000)	构成 (%)	死亡原因 Causes (ICD-10)	死亡专率 Mortality Rate (1/100000)	构成 (%)
1	心脏病 Heart Disease	126.80	24.22	脑血管病 Cerebrovascular Disease	120.80	21.99
2	恶性肿瘤 Malignant Neoplasms	120.12	22.95	心脏病 Heart Disease	115.36	21.00
3	脑血管病 Cerebrovascular Disease	109.80	20.97	恶性肿瘤 Malignant Neoplasms	102.78	18.71
4	呼吸系病 Diseases of the Respiratory System	63.41	12.11	呼吸系病 Diseases of the Respiratory System	92.93	16.91
5	损伤及中毒 Injury & Poisoning	23.72	4.53	损伤及中毒 Injury and Poisoning	38.17	6.95
6	内分泌营养和代谢病 Endocrine,Nutritional & Metabolic Diseases	18.69	3.57	消化系病 Diseases of the Digestive System	11.46	2.09
7	消化系病 Diseases of the Digestive System	11.65	2.23	内分泌营养和代谢病 Endocrine,Nutritional & Metabolic Diseases	11.42	2.08
8	神经系病 Diseases of the Nervous System	6.43	1.23	神经系病 Diseases of the Nervous System	5.90	1.07
9	泌尿生殖系病 Diseases of the Genitourinary System	5.58	1.07	泌尿生殖系病 Diseases of the Genitourinary System	5.48	1.00
10	传染病 Infectious Disease	3.47	0.66	传染病 Infectious Disease	4.55	0.83
	十种死因合计 Total		**93.54**	**十种死因合计 Total**		**92.62**

28种传染病报告发病及死亡数（2012年）

Number of Reported Cases and Deaths of 28 Infectious Diseases (2012)

疾病名称 Diseases	发病例数 Number of Cases	死亡人数 Number of Deaths
总计 Total	**3216932**	**16721**
鼠疫 The Plague	1	1
霍乱 Cholera	75	–
传染性非典型肺炎 SARS	–	–
艾滋病 AIDS	41929	11575
病毒性肝炎 Viral Hepatitis	1380800	747
脊髓灰质炎 Poliomyelitis	–	–
人感染高致病性禽流感 HpAI	1	1
甲型H1N1流感 H1N1 influenza A	1072	3
麻疹 Measles	6183	8
流行性出血热 Hemorrhage Fever	13308	104
狂犬病 Hydrophobia	1425	1361
流行性乙型脑炎 Encephalitis B	1763	59
登革热 Dengue Fever	575	–
炭疽 Anthrax	237	1
细菌性和阿米巴性痢疾 Dysentery	207429	13
肺结核 Pulmonary Tuberculosis	951508	2662
伤寒和副伤寒 Typhoid and Paratyphoid Fever	11998	3
流行性脑脊髓膜炎 Epidemic Encephalitis	195	24
百日咳 pertussis	2183	1
白喉 Diphtheria	–	–
新生儿破伤风 Neonatal Tetanus	656	51
猩红热 Scarlet Fever	46459	2
布鲁氏菌病 Brucellosis	39515	1
淋病 Gonorrhea	91853	1
梅毒 Syphilis	410074	79
钩端螺旋体病 Leptospirosis	440	5
血吸虫病 Schistosomiasis	4802	4
疟疾 Malaria	2451	15

注：艾滋病包括17894例既往HIV转化病例。

Note: AIDS cases include 17894 previous HIV conversion cases.

28种传染病报告发病及死亡率（2012年）

Reported Morbidity and Mortality Rates of 28 Infectious Diseases (2012)

疾病名称 Diseases	发病率 Morbidity Rate (1/100000)	死亡率 Mortality Rate (1/100000)
总计 Total	**238.76**	**1.241**
鼠疫 The Plague	0.00	0.000
霍乱 Cholera	0.01	–
传染性非典型肺炎 SARS	–	–
艾滋病 AIDS	3.11	0.859
病毒性肝炎 Viral Hepatitis	102.48	0.055
脊髓灰质炎 Poliomyelitis	–	–
人感染高致病性禽流感 HpAI	0.00	0.000
甲型H1N1流感 H1N1 influenza A	0.08	0.000
麻疹 Measles	0.46	0.001
流行性出血热 Hemorrhage Fever	0.99	0.008
狂犬病 Hydrophobia	0.11	0.101
流行性乙型脑炎 Encephalitis B	0.13	0.004
登革热 Dengue Fever	0.04	–
炭疽 Anthrax	0.02	0.000
细菌性和阿米巴性痢疾 Dysentery	15.40	0.001
肺结核 Pulmonary Tuberculosis	70.62	0.198
伤寒和副伤寒 Typhoid and Paratyphoid Fever	0.89	0.000
流行性脑脊髓膜炎 Epidemic Encephalitis	0.02	0.002
百日咳 Pertussis	0.16	0.000
白喉 Diphtheria	–	–
新生儿破伤风 Neonatal Tetanus	0.05	0.004
猩红热 Scarlet Fever	3.45	0.000
布鲁氏菌病 Brucellosis	2.93	0.000
淋病 Gonorrhea	6.82	0.000
梅毒 Syphilis	30.44	0.006
钩端螺旋体病 Leptospirosis	0.03	0.000
血吸虫病 Schistosomiasis	0.36	0.000
疟疾 Malaria	0.18	0.001

注：新生儿破伤风发病率和死亡率单位为‰。Note: Figures of morbidity and mortality Rates of neonatal tetanus are culculated per 1000 population aged 1 year.

7岁以下儿童身体发育情况（城市）

Physical Development of Children Under-seven (Urban)

年龄 Age	男 Male				女 Female			
	体重(公斤) Weight(kg)		身高(厘米) Height(cm)		体重(公斤) Weight(kg)		身高(厘米) Height(cm)	
	平均值 Mean	标准差 SD	平均值 Mean	标准差 SD	平均值 Mean	标准差 SD	平均值 Mean	标准差 SD
0～3天 <3 Days	3.33	0.39	50.4	1.7	3.24	0.39	49.7	1.7
1月(M)	5.11	0.65	56.8	2.4	4.73	0.58	55.6	2.2
2月(M)	6.27	0.73	60.5	2.3	5.75	0.68	59.1	2.3
3月(M)	7.17	0.78	63.3	2.2	6.56	0.73	62.0	2.1
4月(M)	7.76	0.86	65.7	2.3	7.16	0.78	64.2	2.2
5月(M)	8.32	0.95	67.8	2.4	7.65	0.84	66.1	2.3
6月(M)	8.75	1.03	69.8	2.6	8.13	0.93	68.1	2.4
8月(M)	9.35	1.04	72.6	2.6	8.74	0.99	71.1	2.6
10月(M)	9.92	1.09	75.5	2.6	9.28	1.01	73.8	2.7
12月(M)	10.49	1.15	78.3	2.9	9.80	1.05	76.8	2.8
15月(M)	11.04	1.23	81.4	3.1	10.43	1.14	80.2	3.0
18月(M)	11.65	1.31	84.0	3.2	11.01	1.18	82.9	3.1
21月(M)	12.39	1.39	87.3	3.4	11.77	1.30	86.0	3.3
2岁(Y)	13.19	1.48	91.2	3.8	12.60	1.48	89.9	3.8
2.5岁(Y)	14.28	1.64	95.4	3.9	13.73	1.63	94.3	3.8
3岁(Y)	15.31	1.75	98.9	3.8	14.80	1.69	97.6	3.8
3.5岁(Y)	16.33	1.97	102.4	4.0	15.83	1.86	101.3	3.8
4岁(Y)	17.37	2.03	106.0	4.1	16.84	2.02	104.9	4.1
4.5岁(Y)	18.55	2.27	109.5	4.4	18.01	2.22	108.7	4.3
5岁(Y)	19.90	2.61	113.1	4.4	18.93	2.45	111.7	4.4
5.5岁(Y)	21.16	2.82	116.4	4.5	20.27	2.73	115.4	4.5
6～7岁(Y)	22.51	3.21	120.0	4.8	21.55	2.94	118.9	4.6

资料来源：《2005年中国9市7岁以下儿童体格发育调查研究资料》。Source: Survey on Physical Development of Children Under-seven in 9 Cities in China in 2005.

7岁以下儿童身体发育情况（农村）

Physical Development of Children Under-seven (Rural)

年龄 Age	男 Male				女 Female			
	体重(公斤) Weight(kg)		身高(厘米) Height(cm)		体重(公斤) Weight(kg)		身高(厘米) Height(cm)	
	平均值 Mean	标准差 SD	平均值 Mean	标准差 SD	平均值 Mean	标准差 SD	平均值 Mean	标准差 SD
0～3天 <3 Days	3.32	0.40	50.4	1.7	3.19	0.39	49.8	1.7
1月(M)	5.12	0.73	56.6	2.5	4.79	0.61	55.6	2.2
2月(M)	6.29	0.75	60.5	2.4	5.75	0.72	59.0	2.4
3月(M)	7.08	0.82	63.0	2.3	6.51	0.76	61.7	2.2
4月(M)	7.63	0.89	65.0	2.2	7.08	0.83	63.6	2.3
5月(M)	8.15	0.93	67.0	2.2	7.54	0.91	65.5	2.4
6月(M)	8.57	1.01	69.2	2.5	7.98	0.94	67.6	2.5
8月(M)	9.18	1.07	72.1	2.6	8.54	1.05	70.5	2.7
10月(M)	9.65	1.10	74.7	2.8	9.00	1.04	73.2	2.7
12月(M)	10.11	1.15	77.5	2.8	9.44	1.12	75.8	2.8
15月(M)	10.59	1.20	80.2	3.1	9.97	1.13	78.9	3.1
18月(M)	11.21	1.25	82.8	3.2	10.63	1.20	81.7	3.3
21月(M)	11.82	1.36	85.8	3.4	11.21	1.27	84.4	3.3
2岁(Y)	12.65	1.43	89.5	3.8	12.04	1.38	88.2	3.7
2.5岁(Y)	13.81	1.60	93.7	3.8	13.18	1.52	92.4	3.7
3岁(Y)	14.65	1.65	97.2	3.9	14.22	1.66	96.2	3.9
3.5岁(Y)	15.51	1.77	100.5	4.0	15.09	1.82	99.5	4.2
4岁(Y)	16.49	1.95	103.9	4.4	15.99	1.89	103.1	4.1
4.5岁(Y)	17.47	2.18	107.4	4.3	16.84	2.07	106.2	4.5
5岁(Y)	18.46	2.32	110.7	4.5	17.85	2.35	109.7	4.6
5.5岁(Y)	19.58	2.72	113.6	4.7	18.83	2.49	112.7	4.7
6～7岁(Y)	20.79	2.89	117.4	5.0	20.11	2.87	116.5	5.0

资料来源：《2005年中国9市7岁以下儿童体格发育调查研究资料》。Source: Survey on Physical Development of Children Under-seven in 9 Cities in China in 2005.

青少年、儿童身体发育情况（城市）

Physical Development of Children and Adolescents (Urban)

年龄(岁) Age (Year)	男性 Male				女性 Female			
	平均体重 Mean of Weight (kg)		平均身高 Mean of Height (cm)		平均体重 Mean of Weight (kg)		平均身高 Mean of Height (cm)	
	1992	2002	1992	2002	1992	2002	1992	2002
7	23.1	24.8	120.8	124.0	22.0	23.2	118.7	122.6
8	26.0	27.2	125.7	129.0	24.9	26.0	124.9	128.3
9	29.3	30.4	130.7	134.4	28.3	28.6	130.7	133.5
10	31.5	33.8	136.5	139.6	31.0	32.8	135.7	139.9
11	34.8	37.4	141.3	144.9	34.2	36.7	141.9	145.8
12	38.0	40.5	146.1	149.5	40.5	40.5	147.9	150.5
13	44.1	44.9	154.3	156.6	43.2	44.5	152.0	154.5
14	49.3	49.4	158.7	162.0	46.4	47.2	154.9	157.2
15	52.8	55.2	164.1	167.6	48.3	50.8	156.5	158.3
16	54.8	57.2	166.6	168.4	49.8	52.2	156.7	158.8
17	56.1	58.7	167.6	170.2	50.1	51.9	157.2	158.6
18	57.1	60.9	168.2	170.8	50.0	51.9	157.6	158.8
19	57.7	61.2	168.7	170.4	51.3	51.8	157.6	159.6

资料来源：1992、2002年全国营养抽样调查。

Source: National Nutrition Sampling Survey in 1992 and 2002.

青少年、儿童身体发育情况（农村）

Physical Development of Children and Adolescents (Rural)

年龄(岁) Age (Year)	男性 Male				女性 Female			
	平均体重 Mean of Weight (kg)		平均身高 Mean of Height (cm)		平均体重 Mean of Weight (kg)		平均身高 Mean of Height (cm)	
	1992	2002	1992	2002	1992	2002	1992	2002
7	21.1	21.7	116.1	119.6	20.2	20.6	114.7	118.2
8	23.1	23.9	121.3	124.6	22.3	22.9	120.1	123.8
9	25.3	26.1	126.0	129.1	24.6	25.4	125.5	128.8
10	27.6	28.6	130.9	134.2	27.1	28.2	130.3	134.3
11	30.1	31.9	135.1	139.2	30.0	31.8	135.5	140.0
12	33.2	35.4	140.4	144.5	34.1	35.8	141.3	145.4
13	38.7	39.3	147.6	149.9	39.1	40.5	146.7	150.1
14	42.4	45.1	152.9	157.2	43.2	44.1	150.6	153.2
15	47.5	48.6	158.1	161.4	45.2	46.7	151.9	154.8
16	51.3	53.0	161.4	165.2	48.6	49.2	154.4	156.0
17	52.9	54.9	163.4	166.3	49.3	51.2	154.5	157.0
18	54.7	56.8	163.8	167.2	50.8	51.7	154.9	157.5
19	56.2	58.8	165.0	168.3	51.4	52.3	155.1	157.0

资料来源：1992、2002年全国营养抽样调查。

Source: National Nutrition Sampling Survey in 1992 and 2002.

居民人均每日营养摄取量

Daily Nutrient Intake per Capita

指标 Indicator	1982	1992	2002
热量(千卡) Energy (kcal)	2485	2328	2250
蛋白质(克) Protein (g)	67	68	66

资料来源：1982、1992、2002年全国营养抽样调查。

Source: National Nutrition Sampling Survey in 1982,1992 and 2002.

居民人均每日营养摄入量（2002年）

Daily Nutrient Intake per Capita (2002)

项目 Item	全国 Total	城市 Urban	农村 Rural
蛋白质(克) Protein(g)	65.9	69.0	64.6
脂肪(克) Fat(g)	76.2	85.5	72.7
热量(千卡) Energy (kcal)	2250.0	2134.0	2295.5
粗纤维(克) Crude Fiber(g)	12.0	11.1	12.4
钙(毫克) Calcium (mg)	388.8	438.6	369.6
磷(毫克) Phosphorus (mg)	978.8	973.2	981.0
铁(毫克) Iron (mg)	23.2	23.7	23.1
视黄醇当量(微克) Retinol Equivalent (μg)	469.2	547.2	439.1
维生素C(毫克) Vitamin C (mg)	88.4	82.2	90.8

资料来源：2002年中国居民营养与健康状况调查。

Source: National Nutrition Sampling Survey in 2002.

二、公共卫生服务

Public Health Services

孕产妇保健情况

Statistics of Maternal Health Care

年份 Year	住院分娩率 Institutional Delivery Rate (%)			产前检查率 Prenatal Examination Rate (%)	产后访视率 Postnatal Visit Rate (%)
	总计 Total	市 City	县 County		
2005	85.9	93.2	81.0	89.8	86.0
2008	94.5	97.5	92.3	91.0	87.0
2009	96.3	98.5	94.7	92.2	88.7
2010	97.8	99.2	96.7	94.1	90.8
2011	98.7	99.6	98.1	93.7	91.0
2012	99.2	99.7	98.8	95.0	92.6

3岁以下儿童和孕产妇系统管理率

Systematic Management Rate of Maternal and Children Under-three

年份 Year	3岁以下儿童系统管理率 Systematic Management Rate of Children Unde-three (%)	孕产妇系统管理率 Maternal Systematic Management Rate (%)
2005	73.9	76.7
2008	75.0	78.1
2009	77.2	80.9
2010	81.5	84.0
2011	84.6	85.2
2012	87.0	87.6

各地区已婚育龄妇女避孕率（%）

Contraceptive Prevalence Rate of Married Women at Childbearing Age by Region (%)

地　区 Region	2008	2009	2010	2011	2012
总　计 Total	**89.3**	**89.0**	**89.1**	**88.6**	**87.9**
北　京 Beijing	86.8	85.6	84.6	83.6	82.7
天　津 Tianjin	90.3	90.5	90.7	91.0	91.2
河　北 Hebei	90.3	89.1	90.8	91.2	90.9
山　西 Shanxi	90.0	89.9	90.1	91.3	91.4
内蒙古 Inner Mongolia	91.7	91.4	91.5	90.7	90.6
辽　宁 Liaoning	89.3	88.5	88.2	88.2	85.9
吉　林 Jilin	91.5	90.3	89.9	89.6	89.8
黑龙江 Heilongjiang	92.6	92.1	92.6	92.1	91.7
上　海 Shanghai	83.3	82.3	82.8	80.5	81.6
江　苏 Jiangsu	90.9	90.6	90.0	89.4	88.2
浙　江 Zhejiang	89.7	89.2	88.6	88.0	87.4
安　徽 Anhui	88.7	91.0	90.4	89.8	89.3
福　建 Fujian	82.6	82.0	81.6	82.8	82.3
江　西 Jiangxi	93.9	93.9	93.9	94.6	94.6
山　东 Shandong	90.3	89.9	89.6	87.9	90.3

续表 Continued

地区 Region		2008	2009	2010	2011	2012
河　南	Henan	88.8	89.5	89.6	89.8	90.0
湖　北	Hubei	89.5	87.6	86.1	86.9	85.3
湖　南	Hunan	91.8	91.5	92.2	86.1	87.8
广　东	Guangdong	87.6	86.7	89.9	87.2	80.9
广　西	Guangxi	86.2	86.7	87.1	87.2	87.6
海　南	Hainan	81.6	80.9	79.2	81.6	81.0
重　庆	Chongqing	90.6	90.9	90.8	89.4	79.7
四　川	Sichuan	90.0	89.1	88.3	90.6	89.3
贵　州	Guizhou	90.6	89.6	88.2	88.1	89.0
云　南	Yunnan	87.5	87.9	86.2	87.9	87.2
西　藏	Tibet	74.7	79.3	78.0	75.3	81.3
陕　西	Shaanxi	91.2	91.1	91.3	91.4	91.7
甘　肃	Gansu	89.0	88.0	87.9	88.1	85.0
青　海	Qinghai	86.5	86.0	84.9	85.1	85.9
宁　夏	Ningxia	90.5	90.7	90.5	91.5	93.2
新　疆	Xinjiang	82.4	79.1	82.7	83.2	82.0

血吸虫病防治情况（2012年）

Statistics of Schistosomiasis Control (2012)

地区 Region	流行县(市、区)个数 Epidemic Areas	流行村人口数 Population in Epidemic Villages (10000)	年底病人数 Patients at the End of Year (10000)	年内治疗病人次数 Treated Patients	累计达到传播阻断标准县(市区) Cumulative Areas Reaching Criteria of Elimination	年内扩大化疗人次数 Expasion Chemo-therapy
总计 Total	**452**	**6851**	**24.1**	**375768**	**281**	**2588808**
上海 Shanghai	8	260	0.0	2	8	1
江苏 Jiangsu	68	1351	0.3	1035	51	6515
浙江 Zhejiang	55	943	0.1	1021	55	1012
安徽 Anhui	51	697	2.5	85231	17	190419
福建 Fujian	16	76	0.0	–	16	–
江西 Jiangxi	39	510	7.3	72069	22	215339
湖北 Hubei	63	996	7.3	146337	22	716733
湖南 Hunan	39	644	6.2	68639	6	529159
广东 Guangdong	13	38	–	29	13	87
广西 Guangxi	19	106	–	–	19	–
四川 Sichuan	63	1058	0.2	949	41	620865
云南 Yunnan	18	170	0.1	456	11	308678

注：年底病人数系推算数。

Note: Figures of patients at the end of year are estimates .

地方性氟中毒防治情况（2012年）

Statistics of Endemic Fluorosis Control (2012)

项目 Item	病区县个数 Endemic Counties	病区村人口数 Population in Endemic Villages (10000)	氟斑牙人数 Cases of Dental Flurosis (10000)	氟骨症人数 Cases of Skeletal Flurosis (10000)	控制县个数 Counties Under Control	累计防治受益人口 Cumulative Beneficaries (10000)
饮水型 Water Type	1135	8864.0	2024.2	133.3	209	6021.0
煤烟污染型 Burning Coal Pollution-Type	173	3323.7	1479.1	193.8	24	2977.1

克山病、大骨节病、碘缺乏病防治情况（2012年）

Statistics of Keshan Disease, Kashin-Beck Disease,
Iodine Deficiency Disorder Control (2012)

疾病名称 Diseases	病区县数 Endemic Counties	病区乡人口数 Population in Endemic Regions (10000)	现症病人 Current Patients (10000)	累计控制(消除)县数 Cumulative Counties Under Control
克山病 Keshan Disease	326	6120.1	3.9	257
大骨节病 Kashin-Beck Disease	378	3807.1	64.5	216
碘缺乏病 Iodine Deficiency Disorders	2812	130498.5	32.7	

注:①克山病现症病人数为潜在型、慢型、亚急型及急型克山病现患病人之和；②碘缺乏病病区县数和人口数系开展碘缺乏病防治工作的县数及人口数，并非碘缺乏病历史病区县数及人口数；③碘缺乏病现症病人数为Ⅱ度甲状腺肿患者和克汀病人之和。

农村改水工作情况

Improvement of Drinking Water Supply in Rural Areas

Indicator	2008	2009	2010	2011	2012
已改水受益人口数(万人) Total Beneficiaries(10000)	**89447**	**90251**	**90833**	**89972**	**91208**
占农村人口% As % of Rural Population	93.6	94.3	94.9	94.2	95.3
自来水厂(站)数(个) Water Supply Stations	617177	681688	62158	591206	559645
受益人口(万人) Beneficiaries(10000)	62613	65405	68159	68833	71417
占受益总人口% As % of Total Beneficiaries	70.0	72.5	71.2	72.1	74.6
手压机井数(万台) Wells with Hand-pump(10000)	6852	6075	6007	3928	8609
受益人口(万人) Beneficiaries(10000)	17647	16470	15173	13738	12883
占受益总人口% As % of Total Beneficiaries	19.7	18.2	16.0	14.4	13.5
其他改水受益人口(万人) Other Beneficiaries(10000)	9188	8376	7501	7401	6908
占受益总人口% As % of Total Beneficiaries	10.3	9.3	12.8	13.5	11.9

注：表中数字系累计数。Note: figure in this table are cumulative.

农村改厕工作情况

Improvement of Sanitary Toilets in Rural Areas

	2008	2009	2010	2011	2012
累计卫生厕所户数(万户) Cumulative Number of Sanitary Toilets(10000)	15165.9	16055.7	17138.3	18108.5	18627.5
#当年新增(万户) Number of New Toilets(10000)	716.9	791.9	1060.4	1028.9	737.4
卫生厕所普及率(%) Coverage of Sanitary Toilets	59.7	63.2	67.4	69.2	71.7
无害化卫生厕所普及率(%) Coverage of Harmless Disposal Toilets	37.7	40.5	45.0	47.3	49.7

各地区农村改水情况

Improvement of Drinking Water Supply in Rural Areas by Region

地区 Region	改水受益人口占农村人口比例 Proportion of Rural Population Benefited (%)		饮用自来水人口占农村人口比例 Proportion of Rural Population Consuming Tapwater (%)	
	2011	2012	2011	2012
总　计 Total	**94.2**	**95.3**	**72.1**	**74.6**
北　京 Beijing	100.0	100.0	99.5	99.6
天　津 Tianjin	99.9	100.0	97.5	97.8
河　北 Hebei	96.7	97.7	83.9	85.8
山　西 Shanxi	89.3	91.4	77.3	79.7
内蒙古 Inner Mongolia	94.0	98.9	58.4	65.3
辽　宁 Liaoning	96.0	97.0	69.2	73.3
吉　林 Jilin	100.0	100.0	77.4	81.8
黑龙江 Heilongjiang	99.5	99.6	66.5	67.6
上　海 Shanghai	100.0	100.0	100.0	100.0
江　苏 Jiangsu	98.6	98.7	98.6	98.7
浙　江 Zhejiang	96.5	97.6	92.7	93.9
安　徽 Anhui	96.1	96.5	50.4	54.6
福　建 Fujian	97.1	97.7	87.6	89.6
江　西 Jiangxi	100.7	100.0	62.9	66.5
山　东 Shandong	99.5	99.6	91.8	92.2

续表 Continued

地区 Region	改水受益人口占农村人口比例 Proportion of Rural Population Benefited (%)		饮用自来水人口占农村人口比例 Proportion of Rural Population Consuming Tapwater (%)	
	2011	2012	2011	2012
河　南 Henan	93.5	95.2	59.9	62.2
湖　北 Hubei	98.7	99.4	68.5	73.3
湖　南 Hunan	90.5	91.4	65.9	69.3
广　东 Guangdong	98.4	98.8	84.3	86.7
广　西 Guangxi	75.1	79.9	54.5	61.0
海　南 Hainan	95.4	97.0	75.0	79.1
重　庆 Chongqing	98.8	98.9	90.3	90.5
四　川 Sichuan	93.1	93.6	56.2	59.3
贵　州 Guizhou	75.8	80.3	61.4	65.7
云　南 Yunnan	88.1	91.6	66.1	67.9
陕　西 Shaanxi	97.0	96.3	55.1	54.4
甘　肃 Gansu	97.0	94.2	60.9	63.2
青　海 Qinghai	86.6	87.7	78.0	79.9
宁　夏 Ningxia	96.3	95.5	77.4	79.8
新　疆 Xinjiang	87.8	93.0	87.6	92.8

注：缺西藏数字。Note: figure for Tibet are not available.

各地区农村改厕工作情况

Improvement of Sanitary Toilets in Rural Areas by Region

地区 Region	卫生厕所普及率 Coverage of Sanitary Toilets (%)		无害化厕所普及率 Coverage of Disposal Toilets (%)	
	2011	2012	2011	2012
总　计 Total	**69.2**	**71.7**	**47.3**	**49.7**
北　京 Beijing	97.0	97.0	96.6	96.6
天　津 Tianjin	93.2	93.3	93.2	93.3
河　北 Hebei	53.1	55.8	27.3	29.5
山　西 Shanxi	50.6	52.2	24.4	27.3
内蒙古 Inner Mongolia	43.2	46.0	18.2	21.1
辽　宁 Liaoning	60.4	64.2	26.8	29.6
吉　林 Jilin	74.9	75.5	14.4	15.0
黑龙江 Heilongjiang	70.1	70.7	10.8	13.3
上　海 Shanghai	98.0	98.0	96.6	96.6
江　苏 Jiangsu	87.4	90.9	67.4	73.9
浙　江 Zhejiang	90.1	91.5	78.7	81.1
安　徽 Anhui	58.0	59.2	28.7	32.3
福　建 Fujian	85.5	88.5	83.8	86.9
江　西 Jiangxi	81.2	84.4	54.8	58.9
山　东 Shandong	85.7	88.3	47.7	50.8

续表 Continued

地区 Region	卫生厕所普及率 Coverage of Sanitary Toilets (%)		无害化厕所普及率 Coverage of Disposal Toilets (%)	
	2011	2012	2011	2012
河 南 Henan	71.1	72.9	52.8	49.9
湖 北 Hubei	75.2	76.7	50.4	52.2
湖 南 Hunan	63.2	64.8	36.3	37.8
广 东 Guangdong	86.7	88.6	78.8	81.1
广 西 Guangxi	64.1	72.8	60.6	66.5
海 南 Hainan	67.5	70.0	65.0	67.5
重 庆 Chongqing	58.7	60.8	58.7	60.8
四 川 Sichuan	64.1	67.4	48.8	51.2
贵 州 Guizhou	40.9	43.9	23.8	28.1
云 南 Yunnan	55.7	58.7	30.8	31.4
陕 西 Shaanxi	49.4	51.5	39.8	41.9
甘 肃 Gansu	68.0	66.5	29.9	28.2
青 海 Qinghai	57.9	62.6	8.4	11.4
宁 夏 Ningxia	56.6	59.2	40.5	47.0
新 疆 Xinjiang	58.8	64.3	33.9	39.3

注：缺西藏数字。Note: Figure for Tibet are not available.

被监督单位基本情况（2012年）

Statistics of Inspected Field (2012)

项目 Item	单位数 (个) Number of Cases	有效卫生许可 (资质)证份数 Number of Valid Health Licenses	从业人员数 (人) Number of Staffs	其中:持健康证 (资质)人数 Staffs with Health Certificates
公共场所卫生 Public Place Hygiene	1177788	1177788	6772479	6587174
饮用水卫生 Drinking Water Hygiene	55032	43179	327045	266318
放射卫生 Radiation Health	47785	46675	229684	–
涉水产品 Water Related Products	4270	–	94108	–
消毒产品 Disinfection Products	3999	3999	69307	60503

卫生监督和监测情况（2012年）

Statistics of Health Supervision and Surveillance (2012)

项目 Item	监督户次数 Household-times Supervised	合格率 Qualified Rate (%)	监测件数 Supervised Cases	合格率 Qualified Rate (%)
公共场所卫生 Public Place Hygiene	1733825	99.51	554752	96.46
饮用水卫生 Drinking Water Hygiene	91745	99.78	43134	92.28
消毒产品 Disinfection Products	20490	97.57	69183	95.36
涉水产品 Water Related Products	3153	99.84	155	100.00

建设项目卫生审查情况（2012年）

Statistics of Hygiene Examinations of Construction Projects (2012)

项目 Item	建设项目数(个) Number of Constrcution Projects	选址卫生审查 Examinations of Projects Siting		设计卫生审查 Examiniations of Projects Design		竣工验收卫生审查 Examinations of Acceptance Check	
		通过 Pass	未通过 Fail	通过 Pass	未通过 Fail	通过 Pass	未通过 Fail
总计 Total	**36787**	**17421**	**86**	**22941**	**515**	**26746**	**871**
公共场所卫生 Public Place Hygiene	29740	15600	38	19975	508	23646	831
饮用水卫生 Drinking Water Hygiene	1190	217	43	571	1	678	34
职业卫生 Occupational Health	1987	1102	1	313	–	766	1
放射卫生 Radiation Health	830	356	2	36	–	567	–
其他 Others	3040	146	2	2046	6	1089	5

卫生行政处罚情况（2012年）

Statistics of Administrative Punishments (2012)

项目 Item	案件数(件) Number of Cases	处罚决定(件) Punishments				行政措施(起) Administrative Measures	
		警告 Warning	罚款 Fine	责令停产停业 Ordering to Suspend Production &Operation	吊销卫生许可证 Revoking Hygiene Licenses	责令改正 Rectification	取缔 Ban
公共场所卫生 Public Place Hygiene	18207	11539	15223	103	3	8249	–
饮用水卫生 Drinking Water Hygiene	749	–	462	–	–	291	–
学校卫生 School Hygiene	237	102	–	–	–	105	–
职业卫生 Occupational Health	114	109	30	–	–	60	–
放射卫生 Radiation Health	1202	849	598	–	1	696	–
传染病防治 Prevention & Control of Infectious Diseases	7860	2830	6215	69	–	3353	2
医疗卫生 Medical Services	13911	4723	11013	909	–	–	170
无证行医 Uncertified or Unlicensed Practitioners	8911	–	7067	4930	–	–	2970
采供血卫生 Blood Gathering and Supply	7	7	4	–	–	3	–

三、医疗服务（医院）
Health Services (Hospitals)

医疗卫生机构诊疗人次及入院人数

Number of Visits and Inpatients in Health Care Institutions

年份 Year	诊疗人次(亿人次) Visits (100 Million)	医院 Hospitals	基层医疗卫生机构 Grass-roots Health Care Institutions	入院人数(万人) Inpatients (10000)	医院 Hospitals	基层医疗卫生机构 Grass-roots Health Care Institutions
2005	40.97	13.87	25.94	7184	5108	1675
2008	49.01	17.82	29.63	11483	7392	3508
2009	54.88	19.22	33.92	13256	8488	4111
2010	58.38	20.40	36.12	14174	9524	3950
2011	62.71	22.59	38.06	15298	10755	3775
2012	68.88	25.42	41.09	17812	12727	4209

各类医疗卫生机构诊疗人次及入院人数（2012年）

Number of Visits and Inpatients in Health Care Institutions (2012)

机构名称 Institution	诊疗人次数 Visits 亿人次 (100 Millions)	诊疗人次数 Visits 构成 (%)	入院人数 Inpatients 万人 (10000)	入院人数 Inpatients 构成 (%)
总计 Total	**68.88**	**100.0**	**17812**	**100.0**
医院 Hospitals	25.42	36.9	12727	71.5
基层医疗卫生机构 Grass-roots Health Care Institutions	41.09	59.7	4209	23.6
其他机构 Others	2.37	3.4	876	4.9

各地区医疗卫生机构诊疗人次（2012年）

Number of Visits in Health Care Institutions by Region (2012)

地 区	Region	诊疗人次 Visits (10000)	地 区	Region	诊疗人次 Visits (10000)
总 计	Total	**688832.9**	江 西	Jiangxi	18972.4
东 部	Eastern	347650.0	山 东	Shandong	58264.7
中 部	Central	178770.3	河 南	Henan	49655.2
西 部	Western	162412.6	湖 北	Hubei	30579.1
			湖 南	Hunan	22899.9
北 京	Beijing	18529.7	广 东	Guangdong	71491.8
天 津	Tianjin	9607.7	广 西	Guangxi	23189.2
河 北	Hebei	36791.6	海 南	Hainan	3904.1
山 西	Shanxi	11900.7	重 庆	Chongqing	13305.0
内蒙古	Inner Mongolia	9334.1	四 川	Sichuan	42438.9
辽 宁	Liaoning	17525.5	贵 州	Guizhou	11515.1
吉 林	Jilin	9742.8	云 南	Yunnan	20009.2
黑龙江	Heilongjiang	11528.6	西 藏	Tibet	1012.4
上 海	Shanghai	22085.9	陕 西	Shaanxi	16052.4
江 苏	Jiangsu	45054.6	甘 肃	Gansu	11920.6
浙 江	Zhejiang	45191.1	青 海	Qinghai	2134.1
安 徽	Anhui	23491.5	宁 夏	Ningxia	3115.2
福 建	Fujian	19203.1	新 疆	Xinjiang	8386.6

各地区医疗卫生机构入院人数（2012年）

Number of Inpatients in Health Care Institutions by Region (2012)

地区	Region	入院人数 Inpatients (10000)	地区	Region	入院人数 Inpatients (10000)
总计	Total	**17812.2**	江西	Jiangxi	652.4
东部	Eastern	6829.1	山东	Shandong	1392.4
中部	Central	5613.1	河南	Henan	1271.8
西部	Western	5370.0	湖北	Hubei	856.8
			湖南	Hunan	1053.4
北京	Beijing	225.0	广东	Guangdong	1214.8
天津	Tianjin	130.9	广西	Guangxi	697.9
河北	Hebei	867.8	海南	Hainan	84.2
山西	Shanxi	348.2	重庆	Chongqing	447.1
内蒙古	Inner Mongolia	258.4	四川	Sichuan	1381.0
辽宁	Liaoning	549.8	贵州	Guizhou	560.3
吉林	Jilin	301.5	云南	Yunnan	618.9
黑龙江	Helongjiang	419.2	西藏	Tibet	14.5
上海	Shanghai	276.7	陕西	Shaanxi	497.1
江苏	Jiangsu	952.2	甘肃	Gansu	292.0
浙江	Zhejiang	625.2	青海	Qinghai	74.2
安徽	Anhui	709.7	宁夏	Ningxia	82.0
福建	Fujian	510.2	新疆	Xinjiang	446.7

各类医院诊疗人次数（亿人次）

Number of Visits in Hospitals (100 Millions)

医院名称 Hospital	2005	2008	2009	2010	2011	2012
总计 Total	**13.87**	**17.82**	**19.22**	**20.40**	**22.59**	**25.42**
按经济类型分 By Ownership						
公立医院 Public Hospitals	13.20	16.49	17.69	18.74	20.53	22.89
民营医院 Non-public Hospitals	0.67	1.33	1.53	1.66	2.06	2.53
按医院等级分 By Level						
#三级医院 Third-level Hospitals	3.97	6.21	6.89	7.60	8.98	10.87
二级医院 Second-level Hospitals	5.42	8.30	8.88	9.31	9.92	10.55
一级医院 First-level Hospitals	1.05	1.56	1.50	1.46	1.53	1.68
按类别分 By Category						
#综合医院 General Hospitals	10.58	13.41	14.36	15.11	16.74	18.74
中医医院 TCM Hospitals	2.14	2.75	3.01	3.28	3.61	4.07
专科医院 Specialized Hospitals	0.95	1.39	1.54	1.68	1.88	2.16

各地区医院诊疗人次（2012年）

Number of Visits in Hospitals by Region (2012)

地区 Region	合计 Total (10000)	公立医院 Public Hospitals (10000)	民营医院 Non-public Hospitals (10000)
总计 Total	**254161.6**	**228866.3**	**25295.3**
东部 Eastern	143757.1	129278.6	14478.5
中部 Central	55787.2	50857.8	4929.4
西部 Western	54617.3	48730.0	5887.4
北京 Beijing	12055.2	10907.0	1148.2
天津 Tianjin	5745.8	4831.8	914.0
河北 Hebei	9235.7	8353.9	881.8
山西 Shanxi	4191.8	3741.7	450.1
内蒙古 Inner Mongolia	3494.4	3245.4	249.0
辽宁 Liaoning	7821.1	7224.2	596.9
吉林 Jilin	4225.1	3857.3	367.9
黑龙江 Helongjiang	5344.7	4956.5	388.2
上海 Shanghai	12312.0	11571.9	740.1
江苏 Jiangsu	19368.2	15763.4	3604.8
浙江 Zhejiang	20640.7	19099.6	1541.1
安徽 Anhui	7252.8	6012.2	1240.7
福建 Fujian	8175.7	7477.4	698.3
江西 Jiangxi	5082.1	4725.0	357.0
山东 Shandong	15223.7	13589.3	1634.4

续表 Continued

地区 Region		合计 Total (10000)	公立医院 Public Hospitals (10000)	民营医院 Non-public Hospitals (10000)
河南	Henan	13107.8	11958.8	1149.0
湖北	Hubei	9470.4	8921.7	548.7
湖南	Hunan	7112.4	6684.5	427.9
广东	Guangdong	31777.1	29139.9	2637.1
广西	Guangxi	7216.5	6845.4	371.1
海南	Hainan	1401.8	1320.1	81.7
重庆	Chongqing	4509.7	4079.0	430.7
四川	Sichuan	12817.8	11090.4	1727.4
贵州	Guizhou	3464.0	2817.0	647.0
云南	Yunnan	7006.9	5988.7	1018.2
西藏	Tibet	317.3	290.1	27.1
陕西	Shaanxi	5972.8	5322.4	650.3
甘肃	Gansu	3291.7	3104.7	187.0
青海	Qinghai	908.1	859.8	48.3
宁夏	Ningxia	1410.5	1259.0	151.6
新疆	Xinjiang	4207.6	3827.9	379.7

各类医院入院人数（万人）

Number of Inpatients in Hospitals (10000)

医院名称 Hospital	2005	2008	2009	2010	2011	2012
总计 Total	**5108**	**7392**	**8488**	**9524**	**10755**	**12727**
按经济类型分 By Ownership						
公立医院 Public Hospitals	4900	6873	7810	8724	9707	11331
民营医院 Non-public Hospitals	208	519	678	800	1047	1396
按医院等级分 By Level						
#三级医院 Third-level Hospitals	1418	2327	2668	3097	3717	4726
二级医院 Second-level Hospitals	2298	4061	4636	5116	5567	6242
一级医院 First-level Hospitals	207	392	432	464	536	649
按类别分 By Category						
#综合医院 General Hospitals	4153	5872	6713	7505	8431	9915
中医医院 TCM Hospitals	567	889	1034	1168	1349	1642
专科医院 Specialized Hospitals	339	550	641	733	844	1004

各地区医院入院人数（2012年）

Number of Inpatients in Hospitals by Region (2012)

地 区 Region	合计 Total (10000)	公立医院 Public Hospitals (10000)	民营医院 Non-public Hospitals (10000)
总 计 Total	**12727.4**	**11331.2**	**1396.3**
东 部 Eastern	5349.9	4780.3	569.6
中 部 Central	3832.7	3490.4	342.3
西 部 Western	3544.8	3060.4	484.4
北 京 Beijing	211.6	190.8	20.8
天 津 Tianjin	117.2	106.0	11.2
河 北 Hebei	654.4	595.7	58.7
山 西 Shanxi	275.7	246.1	29.5
内蒙古 Inner Mongolia	209.2	195.7	13.4
辽 宁 Liaoning	468.3	428.1	40.2
吉 林 Jilin	258.2	236.4	21.9
黑龙江 Helongjiang	344.2	321.6	22.6
上 海 Shanghai	250.1	239.2	10.8
江 苏 Jiangsu	759.9	600.0	159.9
浙 江 Zhejiang	561.6	512.9	48.7
安 徽 Anhui	516.4	432.2	84.2
福 建 Fujian	364.7	329.5	35.2
江 西 Jiangxi	363.0	322.2	40.8
山 东 Shandong	979.4	885.1	94.3

续表 Continued

地 区 Region	合计 Total (10000)	公立医院 Public Hospitals (10000)	民营医院 Non-public Hospitals (10000)
河 南 Henan	857.3	790.7	66.6
湖 北 Hubei	576.3	542.0	34.2
湖 南 Hunan	641.7	599.2	42.4
广 东 Guangdong	914.6	827.4	87.2
广 西 Guangxi	387.9	373.2	14.7
海 南 Hainan	68.2	65.7	2.5
重 庆 Chongqing	256.8	220.3	36.5
四 川 Sichuan	817.7	667.0	150.7
贵 州 Guizhou	324.3	233.5	90.8
云 南 Yunnan	451.9	371.4	80.5
西 藏 Tibet	11.1	10.0	1.1
陕 西 Shaanxi	391.9	353.8	38.1
甘 肃 Gansu	214.2	201.4	12.8
青 海 Qinghai	56.5	52.9	3.6
宁 夏 Ningxia	72.0	66.1	5.9
新 疆 Xinjiang	351.4	315.0	36.4

各级公立医院诊疗人次及入院人数

Number of Visits and Inpatients in Public Hospitals

	2008	2009	2010	2011	2012
诊疗人次（亿人次）	**16.49**	**17.69**	**18.74**	**20.53**	**22.89**
Visits (100 Millions)					
#三级医院	6.15	6.82	7.53	8.84	10.67
Third-level Hospitals					
二级医院	8.02	8.59	9.02	9.56	10.10
Second-level Hospitals					
一级医院	1.20	1.11	1.02	0.99	1.03
First-level Hospitals					
入院人数（万人）	**6873**	**7810**	**8724**	**9707**	**11331**
Inpatients (10000)					
#三级医院	2297	2633	3065	3654	4632
Third-level Hospitals					
二级医院	3918	4470	4941	5342	5954
Second-level Hospitals					
一级医院	279	293	287	291	323
First-level Hospitals					

医院分科诊疗人次及构成

Number & Percentage of Visits in Hospitals by Department

科别 Department	门急诊人次 Number of Vsits (10000)		构成 (%)	
	2011	2012	2011	2012
总计 Total	**221085**	**248309**	**100.0**	**100.0**
预防保健科 Preventive Care Department	1789	1674	0.8	0.7
全科医疗科 General Practical Department	5011	4902	2.3	2.0
内科 Internal Medical Department	45644	52418	20.6	21.1
外科 Surgical Department	19012	23666	8.6	9.5
儿科 Pediatric Department	19418	21959	8.8	8.8
妇产科 Obs. & Gyn. Department	19739	22622	8.9	9.1
眼科 Ophthalmologic Department	6643	7357	3.0	3.0
耳鼻咽喉科 ENT Department	6233	6913	2.8	2.8
口腔科 Stomatologic Department	6655	7284	3.0	2.9
皮肤科 Dermatological Department	6743	7414	3.0	3.0
精神科 Psychiatric Department	2741	3148	1.2	1.3
传染科 Infectious Disease Department	2512	2922	1.1	1.2
肿瘤科 Oncology Department	1560	2039	0.7	0.8
急诊医学科 Emergency Department	8934	10781	4.0	4.3
康复医学科 Rehabilitation Medical Department	1687	2142	0.8	0.9
中医科 TCM Department	42260	47793	19.1	19.2
其他 Others	24503	23275	11.1	9.4

注：本表系医院分科门急诊人次数。

Note: Data in this table are outpatient and emergency visits in hospitals by department.

医院分科出院人数及构成

Number & Percentage of Hospital Inpatients by Department

科别 Department	出院人数 Inpatients (10000)		构成 (%)	
	2011	2012	2011	2012
总计 Total	**10724**	**12706**	**100.0**	**100.0**
预防保健科 Preventive Care Department	9.5	10.2	0.1	0.1
全科医疗科 General Practical Department	91.6	117.0	0.9	0.9
内科 Internal Medical Department	2714.5	3301.2	25.3	26.0
外科 Surgical Department	2003.8	2519.7	18.7	19.8
儿科 Pediatric Department	1063.5	1214.6	9.9	9.6
妇产科 Obs. & Gyn. Department	1378.0	1609.7	12.8	12.7
眼科 Ophthalmologic Department	245.4	290.1	2.3	2.3
耳鼻咽喉科 ENT Department	198.6	228.6	1.9	1.8
口腔科 Stomatologic Department	42.9	48.0	0.4	0.4
皮肤科 Dermatological Department	26.2	31.4	0.2	0.2
精神科 Psychiatric Department	127.6	147.5	1.2	1.2
传染科 Infectious Disease Department	213.8	255.6	2.0	2.0
肿瘤科 Oncology Department	374.4	459.0	3.5	3.6
急诊医学科 Emergency Department	77.0	97.7	0.7	0.8
康复医学科 Rehabilitation Medical Department	68.1	93.7	0.6	0.7
中医科 TCM Department	1409.8	1736.3	13.1	13.7
其他 Others	679.5	545.7	6.3	4.3

医院病床使用率（%）

Occupacy Rate of Hospital Beds (%)

	2005	2008	2009	2010	2011	2012
总计 Total	**70.3**	**81.5**	**84.8**	**86.7**	**88.5**	**90.1**
按经济类型分 By Ownership						
公立医院 Public Hospitals	71.5	84.0	87.7	90.0	92.0	94.3
民营医院 Non-public Hospitals	49.8	55.3	58.2	59.0	62.3	63.2
按医院等级分 By Level						
#三级医院 Third-level Hospitals	90.5	100.5	102.5	102.9	104.2	104.5
二级医院 Second-level Hospitals	68.1	80.1	84.8	87.3	88.7	90.7
一级医院 First-level Hospitals	49.6	53.6	54.5	56.6	58.9	60.4
按类别分 By Category						
#综合医院 General Hospitals	70.4	82.1	85.6	87.5	89.3	91.0
中医医院 TCM Hospitals	65.0	77.3	81.8	84.1	86.3	88.6
专科医院 Specialized Hospitals	75.7	82.2	83.5	85.7	87.0	87.6

各地区医院病床使用率（2012年）

Occupancy Rate of Hospital Beds by Region (2012)

地 区 Region	合计 Total (%)	公立医院 Public Hospitals (%)	民营医院 Non-public Hospitals (%)
总 计 Total	**90.08**	**94.25**	**63.21**
东 部 Eastern	89.23	93.55	62.45
中 部 Central	90.01	93.39	62.56
西 部 Western	91.50	96.37	64.78
北 京 Beijing	84.28	89.68	53.35
天 津 Tianjin	87.59	92.48	54.72
河 北 Hebei	88.40	92.34	59.75
山 西 Shanxi	80.05	83.08	58.11
内蒙古 Inner Mongolia	82.85	85.38	54.85
辽 宁 Liaoning	87.19	89.78	63.45
吉 林 Jilin	79.39	84.67	44.85
黑龙江 Helongjiang	82.04	85.59	47.48
上 海 Shanghai	98.37	101.20	67.86
江 苏 Jiangsu	91.89	97.75	72.56
浙 江 Zhejiang	95.41	99.69	67.68
安 徽 Anhui	88.13	93.32	67.80
福 建 Fujian	92.09	97.32	53.83
江 西 Jiangxi	94.58	97.30	72.48
山 东 Shandong	85.58	90.65	54.61

续表 Continued

地区 Region	合计 Total (%)	公立医院 Public Hospitals (%)	民营医院 Non-public Hospitals (%)
河 南 Henan	91.55	93.67	70.73
湖 北 Hubei	99.30	102.75	61.08
湖 南 Hunan	96.05	98.55	64.42
广 东 Guangdong	87.11	90.96	60.06
广 西 Guangxi	95.63	97.63	62.74
海 南 Hainan	84.52	86.24	45.52
重 庆 Chongqing	91.87	96.42	66.54
四 川 Sichuan	97.43	104.22	70.59
贵 州 Guizhou	89.13	96.30	68.65
云 南 Yunnan	89.12	96.96	61.09
西 藏 Tibet	72.04	72.06	71.80
陕 西 Shaanxi	89.85	94.49	59.14
甘 肃 Gansu	85.58	86.51	73.17
青 海 Qinghai	88.01	90.50	59.98
宁 夏 Ningxia	92.16	96.41	57.41
新 疆 Xinjiang	92.10	97.73	53.53

医院平均住院日（日）

Average Length of Stay in Hospitals (Day)

医院名称 Hospital	2005	2008	2009	2010	2011	2012
总计 Total	**10.9**	**10.7**	**10.5**	**10.5**	**10.3**	**10.0**
按经济类型分 By Ownership						
公立医院 Public Hospitals	10.9	10.9	10.7	10.7	10.5	10.2
民营医院 Non-public Hospitals	9.6	8.7	8.7	8.4	8.5	8.3
按医院等级分 By Level						
#三级医院 Third-level Hospitals	13.1	13.2	12.7	12.5	12.0	11.4
二级医院 Second-level Hospitals	9.7	9.5	9.4	9.4	9.3	9.1
一级医院 First-level Hospitals	9.8	9.4	9.3	9.1	9.1	8.9
按类别分 By Category						
#综合医院 General Hospitals	10.2	10.1	9.9	9.8	9.7	9.4
中医医院 TCM Hospitals	10.8	10.5	10.4	10.6	10.5	10.2
专科医院 Specialized Hospitals	18.9	17.6	17.0	17.3	16.1	15.5

医院医师日均担负诊疗人次和住院床日

Daily Visits and Inpatients per Physician in Hospitals

医院名称 Hospital	医师日均担负诊疗人次 Daily Visits per Physician		医师日均担负住院床日 Daily Inpatients per Physician	
	2011	2012	2011	2012
总计 Total	**6.9**	**7.2**	**2.4**	**2.6**
按经济类型分 By Ownership				
公立医院 Public Hospitals	7.1	7.5	2.5	2.7
民营医院 Non-public Hospitals	5.5	5.7	1.8	1.9
按医院等级分 By Level				
#三级医院 Third-level Hospitals	7.9	8.2	2.7	2.8
二级医院 Second-level Hospitals	6.5	6.9	2.4	2.6
一级医院 First-level Hospitals	6.4	6.6	1.6	1.7
按类别分 By Category				
#综合医院 General Hospitals	6.9	7.3	2.4	2.5
中医医院 TCM Hospitals	7.6	7.9	2.1	2.3
专科医院 Specialized Hospitals	6.0	6.2	3.3	3.3

综合医院医师日均担负诊疗人次和住院床日
Daily Visits and Inpatients per Physician in General Hospitals

指标 Indicator	2011	2012
医师日均担负诊疗人次 Daily Visits per Physician	**7.2**	**7.6**
部属 Ministry Hospitals	10.0	10.5
省属 Provincial Hospitals	7.9	8.5
地级市属 Hospitals of Prefecture Cities	7.3	7.7
县级市属 Hospitals of County-level Cities	7.5	7.8
县属 County Hospitals	6.1	6.6
医师日均担负住院床日 Daily Inpatients per Physician	**2.5**	**2.7**
部属 Ministry Hospitals	2.5	2.5
省属 Provincial Hospitals	2.6	2.7
地级市属 Hospitals of Prefecture Cities	2.5	2.7
县级市属 Hospitals of County-level Cities	2.3	2.5
县属 County Hospitals	2.7	2.9

注: 本表系政府办综合医院数字。

Note: Data in this table are of government-run general hospitals.

医院收入与支出（2012年）

Incomes and Expenditures of Hospitals (2012)

指标 Indicator	医院 Hospitals	公立医院 Public Hospitals	三级医院 Third-level Hospitals	二级医院 Second-level Hospitals	一级医院 First-level Hospitals
院均总收入（万元） Income per Hospital (10000 Yuan)	**6741**	**10950**	**55320**	**8363**	**1013**
医疗收入 Medical Income	6068	9796	50161	7412	821
内:药品收入 Drug Income	2692	4389	22266	3361	398
财政补助收入 Financial Subsidy	513	893	3772	785	147
科教项目收入 Science and Education Project Income	29	50	390	7	1
其他收入 Others	131	212	997	159	44
院均总支出（万元） Expenditure per Hospital (10000 Yuan)	**6412**	**10439**	**52603**	**8003**	**977**
医疗业务成本 Medical Cost	5103	8408	43272	6329	675
内:药品费 Drug Expense	2249	3715	19132	2796	308
财政项目补助支出 Financial Subsidy Payment	214	371	1835	262	46
科教项目支出 Science and Education Project Payment	23	40	286	12	1
管理费用 Administrative Cost	804	1317	6241	1120	106
其他支出 Others	268	302	969	279	150
次均门诊费用（元） Average Medical Expense per Visit (Yuan)	**192.5**	**193.4**	**242.1**	**157.4**	**112.0**
#药费 Drug	96.9	99.3	126.7	77.9	59.9
人均住院费用（元） Average Medical Expense per Inpatient (Yuan)	**6980.4**	**7325.1**	**11186.8**	**4729.4**	**3285.0**
#药费 Drug	2867.4	3026.7	4521.0	2033.3	1411.3

统计范围：22678个医院。Note: Data in this table are of 22678 hospitals.

公立医院次均门诊费用

Average Medical Expense per Visit in Public Hospitals

年份 Year	次均门诊费用（元） Medical Expense per Visit (Yuan)	药费 Drug	检查费 Examination	占门诊费用% As % of Outpatient Expense 药费 Drug	检查费 Examination
合计 Total					
2008	138.8	72.3	25.4	43.2	18.3
2009	152.5	80.0	27.8	44.4	18.2
2010	167.3	87.4	30.8	48.5	18.4
2011	180.2	92.8	33.4	51.5	18.5
2012	193.4	99.3	36.2	51.3	18.7
#三级医院 Third-level Hospitals					
2008	187.9	100.3	32.3	53.4	17.2
2009	203.7	109.3	34.9	53.7	17.1
2010	220.2	117.6	37.9	53.4	17.2
2011	231.8	122.0	40.2	52.6	17.3
2012	242.1	126.7	42.7	52.3	17.6
二级医院 Second-level Hospitals					
2008	116.7	58.9	24.0	50.5	20.5
2009	128.0	65.1	26.2	50.9	20.4
2010	139.3	70.5	28.9	50.6	20.8
2011	147.6	73.6	31.0	49.9	21.0
2012	157.4	77.9	33.3	49.5	21.2
一级医院 First-level Hospitals					
2008	77.3	41.8	10.0	54.1	12.9
2009	83.9	46.3	10.5	55.2	12.5
2010	93.1	51.6	11.5	55.4	12.4
2011	103.9	56.1	13.4	54.0	12.8
2012	112.0	59.9	14.7	53.5	13.1

公立医院人均住院费用

Average Medical Expense per Inpatient in Public Hospitals

年份 Year	人均住院费用（元） Medical Expense per Inpatient (Yuan)	药费 Drug	检查费 Examination	占住院费用% As % of Inpatient Expense 药费 Drug	检查费 Examination
合计 Total					
2008	5363.3	2349.1	358.5	43.8	6.7
2009	5856.2	2573.0	407.7	43.9	7.0
2010	6415.9	2784.3	460.8	43.4	7.2
2011	6909.9	2903.7	518.5	42.0	7.5
2012	7325.1	3026.7	565.4	41.3	7.7
#三级医院 Third-level Hospitals					
2008	8969.1	3906.8	615.1	43.6	6.9
2009	9753.0	4231.9	694.8	43.4	7.1
2010	10442.4	4441.0	765.5	42.5	7.3
2011	10935.9	4480.4	838.7	41.0	7.7
2012	11186.8	4521.0	881.1	40.4	7.9
二级医院 Second-level Hospitals					
2008	3647.2	1618.4	237.7	44.4	6.5
2009	3973.8	1784.0	270.1	44.9	6.8
2010	4338.6	1944.8	303.4	44.8	7.0
2011	4564.2	1999.2	332.3	43.8	7.3
2012	4729.4	2033.3	352.4	43.0	7.5
一级医院 First-level Hospitals					
2008	2550.4	1111.7	146.8	43.6	5.8
2009	2609.6	1128.2	164.8	43.2	6.3
2010	2844.3	1243.7	185.9	43.7	6.5
2011	3121.3	1364.4	207.0	43.7	6.6
2012	3285.0	1411.3	236.1	43.0	7.2

综合医院收入与支出（2012年）

Incomes and Expenditures of General Hospitals (2012)

指标 Indicator	合计 Total	部属 Ministry Hospital	省属 Provincial Hospital	地级市属 Hospital of Prefecture Cities	县级市属 Hospital of County Level City	县属 County Hospital
院均总收入(万元) Income per Hospital (10000 Yuan)	**20566**	**264261**	**97926**	**34773**	**12182**	**8451**
医疗收入 Medical Income	18633	235598	88425	31708	11081	7607
#药品收入 Drug Income	8139	104285	38601	13799	4889	3295
财政补助收入 Financial Subsidy	1528	16584	7181	2560	867	718
科教项目收入 Science and Education Project Income	83	6264	664	65	10	5
其他收入 Others	322	5815	1655	440	224	122
院均总支出(万元) Expenditure per Hospital (10000 Yuan)	**19556**	**249354**	**93434**	**33035**	**11679**	**7963**
医疗业务成本 Medical Cost	16107	209121	77869	27334	9576	6381
#药品收入 Drug Income	6953	91816	33103	11857	4165	2740
财政项目补助支出 Financial Subsidy Payment	626	9790	3905	963	276	251
科教项目支出 Science and Education Project Payment	73	4750	481	74	24	5
管理费用 Administrative Cost	2488	23700	10338	4349	1585	1143
其他支出 Others	263	1993	840	315	219	184
次均门诊费用(元) Average Medical Expense per Visit (Yuan)	**198.4**	**360.1**	**287.7**	**204.3**	**161.3**	**142.8**
#药费 Drug	98	197	149	103	76	62
人均住院费用(元) Average Medical Expense per Inpatient (Yuan)	**7403.5**	**18818.7**	**14369.8**	**9269.4**	**5620.2**	**3880.3**
#药费 Drug	3033	7250	5716	3733	2388	1675

综合医院次均门诊费用

Average Medical Expense per Visit in General Hospitals

年份 Year	次均门诊费用（元） Medical Expense Per Visit (Yuan)			占门诊费用% As % of Outpatient Expense	
		药费 Drug	检查费 Examination	药费 Drug	检查费 Examination
合计 Total					
2011	186.1	92.4	38.6	49.6	20.7
2012	198.4	97.7	41.5	49.2	20.9
部属 Ministry Hospitals					
2011	341.6	186.0	53.6	54.4	15.7
2012	360.1	196.6	56.2	54.6	15.6
省属 Provincial Hospitals					
2011	272.6	143.3	48.1	52.6	17.7
2012	287.7	149.2	51.3	51.9	17.8
地级市属 Hospitals of Prefecture Cities					
2011	192.9	97.2	39.1	50.4	20.3
2012	204.3	102.9	41.7	50.4	20.4
县级市属 Hospitals of County-level Cities					
2011	149.0	70.8	32.8	47.5	22.0
2012	161.3	76.0	35.5	47.1	22.0
县属 County Hospitals					
2011	131.8	58.5	35.4	44.4	26.9
2012	142.8	62.3	38.8	43.7	27.2

注：本表系政府办综合医院数字。

Note: Data in this table are of government-run general hospitals.

综合医院人均住院费用

Average Medical Expense per Inpatient in General Hospitals

年份 Year	人均住院费用（元） Medical Expense Per Inpatient (Yuan)			占住院费用% As % of Inpatient Expense	
		药费 Drug	检查费 Examination	药费 Drug	检查费 Examination
合计 Total					
2011	7027.7	2939.7	536.5	41.8	7.6
2012	7403.5	3033.1	578.0	41.0	7.8
部属 Ministry Hospitals					
2011	17473.7	6698.8	1228.6	38.3	7.0
2012	18818.7	7250.2	1241.3	38.5	6.6
省属 Provincial Hospitals					
2011	13783.0	5674.2	1014.7	41.2	7.4
2012	14369.8	5716.4	1079.7	39.8	7.5
地级市属 Hospitals of Prefecture Cities					
2011	8732.5	3568.6	721.7	40.9	8.3
2012	9269.4	3733.3	784.6	40.3	8.5
县级市属 Hospitals of County-level Cities					
2011	5328.5	2299.0	404.1	43.1	7.6
2012	5620.2	2387.5	436.7	42.5	7.8
县属 County Hospitals					
2011	3549.3	1584.6	248.9	44.6	7.0
2012	3880.3	1674.5	286.5	43.2	7.4

注：本表系政府办综合医院数字。

Note: Data in this table are of government-run general hospitals.

居民两周患病率

Two-week Morbidity Rates

指标 Indicator	合计 Total		城市 Urban		农村 Rural	
	2003	2008	2003	2008	2003	2008
两周患病率(‰) Two-week Morbidity Rate	**143.0**	**188.6**	**153.2**	**222.0**	**139.5**	**176.7**
男性 Male	130.4	170.4	135.5	202.6	128.7	159.4
女性 Female	155.8	206.8	170.2	240.4	150.6	194.3
年龄别两周患病率(‰) Two-week Morbidity Rate By Age Group						
0～4	133.0	174.2	104.2	146.7	139.5	179.8
5～14	72.2	76.9	60.9	63.9	74.5	79.8
15～24	49.8	49.7	40.4	50.6	52.4	49.5
25～34	82.5	74.9	59.5	63.2	90.4	79.6
35～44	126.2	136.0	100.0	101.6	135.9	147.6
45～54	191.5	227.2	163.1	213.8	202.6	232.8
55～64	251.8	322.7	258.1	355.1	249.0	310.0
65+	338.3	465.9	396.9	580.9	302.1	398.2

资料来源：2003、2008年国家卫生服务调查，以下3表同。

Source: National Health Services Survey in 2003 and 2008. The following 3 tables are from the same survey.

疾病别两周患病率（2003）

Two-week Morbidity Rates by Disease (2003)

顺序 Rank	合计 Total		城市 Urban		农村 Rural	
	疾病名称 Diseases	患病率 MR (‰)	疾病名称 Diseases	患病率 MR (‰)	疾病名称 Diseases	患病率 MR (‰)
1	急性上感 Acute Upper Respiratory Infections	20.4	高血压 Hypertension	21.9	急性上感 Acute Upper Respiratory Infections	21.3
2	急性鼻咽炎 Acute Nasopharyngitis	17.8	急性上感 Acute Upper Respiratory Infections	18.0	急性鼻咽炎 Acute Nasopharyngitis	19.8
3	高血压 Hypertension	11.9	急性鼻咽炎 Acute Nasopharyngitis	12.0	胃肠炎 Gastroenteritis	11.3
4	胃肠炎 Gastroenteritis	10.5	胃肠炎 Gastroenteritis	8.3	高血压 Hypertension	8.4
5	流行性感冒 Flu	5.8	脑血管病 Cerebrovascular Disease	6.4	流行性感冒 Flu	6.4
6	类风湿性关节炎 Rheumatoid Arthritis	5.1	糖尿病 Diabetes Mellitus	6.3	类风湿性关节炎 Rheumatoid Arthritis	5.4
7	慢性阻塞肺病 COPD	3.8	缺血性心脏病 Ischaemic Heart Disease	4.9	慢性阻塞性肺病 COPD	3.8
8	脑血管病 Cerebrovascular Disease	3.7	类风湿性关节炎 Rheumatoid Arthritis	4.2	脑血管病 Cerebrovascular Disease	2.7
9	椎间盘疾病 Intervertebral Disc Disorders	2.8	椎间盘疾病 Intervertebral Disc Disorders	4.2	脱位扭伤劳损 Dislocation / Sprain / Injury	2.7
10	胆结石胆囊炎 Cholelith and Cholecystitis	2.5	流行性感冒 Flu	4.1	椎间盘疾病 Intervertebral Disc Disorders	2.4

疾病别两周患病率（2008年）

Two-week Morbidity Rates by Disease (2008)

顺序 Rank	合计 Total		城市 Urban		农村 Rural	
	疾病名称 Diseases	患病率 MR (‰)	疾病名称 Diseases	患病率 MR (‰)	疾病名称 Diseases	患病率 MR (‰)
1	高血压 Hypertension	31.4	高血压 Hypertension	60.8	高血压 Hypertension	20.9
2	急性上感 Acute Upper Respiratory Infections	18.2	糖尿病 Diabetes Mellitus	15.5	急性上感 Acute Upper Respiratory Infections	20.3
3	急性鼻咽炎 Acute Nasopharyngitis	15.4	急性鼻咽炎 Acute Nasopharyngitis	13.8	急性鼻咽炎 Acute Nasopharyngitis	16.0
4	胃肠炎 Gastroenteritis	13.6	急性上感 Acute Upper Respiratory Infections	12.4	胃肠炎 Gastroenteritis	15.4
5	类风湿关节炎 Rheumatoid Arthritis	7.6	胃肠炎 Gastroenteritis	8.6	类风湿关节炎 Rheumatoid Arthritis	8.6
6	椎间盘疾病 Intervertebral Disc Disorders	6.8	缺血性心脏病 Ischaemic Heart Disease	7.9	椎间盘疾病 Intervertebral Disc Disorders	6.9
7	糖尿病 Diabetes Mellitus	6.0	脑血管病 Cerebrovascular Disease	7.7	脑血管病 Cerebrovascular Disease	5.2
8	脑血管病 Cerebrovascular Disease	5.8	椎间盘疾病 Intervertebral Disc Disorders	6.5	慢性阻塞肺病 COPD	4.4
9	流行性感冒 Flu	4.4	类风湿关节炎 Rheumatoid Arthritis	4.8	流行性感冒 Flu	4.3
10	慢性阻塞肺病 COPD	4.1	流行性感冒 Flu	4.7	胆结石胆囊炎 Cholelith & Cholecystitis	3.0

居民慢性病患病率

Morbidity Rates of Chronic Diseases

指标 Indicator	合计 Total		城市 Urban		农村 Rural	
	2003	2008	2003	2008	2003	2008
慢性病患病率(‰) Morbidity Rate of Chronic Diseases						
按人数计算 Computed by Patients	123.3	157.4	177.3	205.3	104.7	140.4
按例数计算 Computed by Cases	151.1	199.9	239.6	282.8	120.5	170.5
居民前十种慢性疾病患病率(‰) Morbidity Rates of 10 Main Chronic Diseases						
高血压 Hypertension	26.2	54.9	54.7	100.8	16.4	38.5
胃肠炎 Gastroenteritis	10.3	10.7	9.8	7.9	10.5	11.7
糖尿病 Diabetes Mellitus	5.6	10.7	16.3	27.5	1.9	4.8
类风湿性关节炎 Rheumatoid Arthritis	8.6	10.2	8.4	7.2	8.7	11.3
脑血管病 Cerebrovascular Disease	6.6	9.7	13.0	13.6	4.4	8.3
椎间盘疾病 Intervertebral Disc Disorders	5.0	9.5	8.1	10.2	4.0	9.3
慢性阻塞肺病 COPD	7.5	6.9	8.2	6.6	7.3	7.1
缺血性心脏病 Ischaemic Heart Disease	4.6	6.0	12.4	12.7	2.0	3.7
胆结石胆囊炎 Cholelith and Cholecystitis	5.7	5.1	8.5	5.0	4.7	5.2
消化性溃疡 Peptic Ulcer	3.7	3.3	3.4	2.8	3.8	3.5

居民两周就诊情况

Statistics of Two-week Medical Consultation

指标 Indicator	合计Total			城市 Urban			农村 Rural		
	2003	2008	2011	2003	2008	2011	2003	2008	2011
两周就诊率(‰)	133.8	145.4	148.4	118.1	127.2	136.6	139.2	151.9	152.8
Two-week Medical Consultation Rate (‰)									
男性 Male	121.5	131.3	131.2	102.6	113.0	123.2	127.8	137.6	133.9
女性 Female	146.2	159.5	165.9	132.9	140.4	149.5	151.0	166.6	172.1
两周新发未就诊比例(%)	44.0	38.2	–	52.3	47.9	–	41.9	35.6	–
Two-weeks Rate of Untreated Patients (%)									
男性 Male	43.3	38.1	–	52.8	47.8	–	41.2	35.7	–
女性 Female	44.6	38.2	–	51.8	48.0	–	42.7	35.4	–

资料来源:2003、2008年国家卫生服务调查和2011年医改专题调查。下表同。

Source: National Health Services Survey in 2003 and 2008, Investigation of Special Subjects of the Health System Reform. The same for the table below.

居民住院情况

Statistics of Residents Hospitalization

指标 Indicator	合计Total			城市 Urban			农村 Rural		
	2003	2008	2011	2003	2008	2011	2003	2008	2011
住院率(‰)	36.0	68.4	88.4	42.4	70.8	100.5	33.8	67.5	84.0
Hospitalization Rate(‰)									
男性 Male	31.7	60.4	78.4	41.1	65.8	89.8	28.6	58.5	74.4
女性 Female	40.4	76.4	98.4	43.6	75.6	110.9	39.3	76.7	93.7

城市医院住院病人前十位疾病构成

Percentage of 10 Leading Diseases of Inpatients in City Hospitals

顺序 Rank	2011		2012	
	疾病种类 Diseases (ICD-10)	构成 (%)	疾病种类 Diseases (ICD-10)	构成 (%)
1	呼吸系病 Diseases of the Respiratory System	11.59	呼吸系病 Diseases of the Respiratory System	12.00
2	消化系病 Diseases of the Digestive System	10.29	消化系病 Diseases of the Digestive System	10.12
3	损伤、中毒和外因 Injury, Poisoning & External Causes	7.96	妊娠、分娩和产褥期病 Pregnancy,childbirth & the Puerperium	8.17
4	妊娠、分娩和产褥期病 Pregnancy,childbirth & the Puerperium	7.69	损伤、中毒和外因 Injury, Poisoning & External Causes	7.50
5	恶性肿瘤 Malignant Neoplasms	6.55	泌尿生殖系病 Diseases of the Genitourinary System	6.30
6	泌尿生殖系病 Diseases of the Genitourinary System	6.38	恶性肿瘤 Malignant Neoplasms	6.16
7	脑血管病 Cerebrovascular Disease	5.41	脑血管病 Cerebrovascular Disease	5.42
8	缺血性心脏病 Ischaemic Heart Disease	4.50	缺血性心脏病 Ischaemic Heart Disease	4.61
9	内分泌、营养和代谢疾病 Endocrine,Nutritional & Metabolic Diseases	3.86	内分泌、营养和代谢疾病 Endocrine,Nutritional & Metabolic Diseases	3.86
10	肌肉骨骼系统和结缔组织疾病 Musculoskeletal System and Connective Tissue Diseases	3.24	肌肉骨骼系统和结缔组织疾病 Musculoskeletal System and Connective Tissue Diseases	3.29
	十种疾病合计 Total	**67.47**	**十种疾病合计 Total**	**67.44**

注：本表系政府办综合医院数字。

Note: Data in this table are of government-run general hospitals.

县级医院住院病人前十位疾病构成

Percentage of 10 Leading Diseases of Inpatients in County-level Hospitals

顺序 Rank	2011 疾病种类 Diseases (ICD-10)	2011 构成 (%)	2012 疾病种类 Diseases (ICD-10)	2012 构成 (%)
1	呼吸系病 Diseases of the Respiratory System	16.56	呼吸系病 Diseases of the Respiratory System	17.55
2	妊娠、分娩和产褥期病 Pregnancy, Childbirth and the Puerperium	14.58	妊娠、分娩和产褥期病 Pregnancy, Childbirth and the Puerperium	13.95
3	损伤、中毒和外因 Injury, Poisoning and External Causes	13.17	损伤、中毒和外因 Injury, Poisoning and External Causes	11.51
4	消化系病 Diseases of the Digestive System	11.42	消化系病 Diseases of the Digestive System	11.28
5	脑血管病 Cerebrovascular Disease	6.10	脑血管病 Cerebrovascular Disease	6.13
6	泌尿生殖系病 Disease of the Genitourinary System	4.80	泌尿生殖系病 Disease of the Genitourinary System	4.86
7	缺血性心脏病 Ischaemic Heart Disease	3.86	缺血性心脏病 Ischaemic Heart Disease	4.06
8	传染病和寄生虫病 Certain Infectious & Parasitic Diseases	3.82	传染病和寄生虫病 Certain Infectious & Parasitic Diseases	4.05
9	恶性肿瘤 Malignant Neoplasms	2.91	恶性肿瘤 Malignant Neoplasms	2.76
10	围生期病 Disease Originating in the perinatal period	2.13	肌肉骨骼系统和结缔组织疾病 Musculoskeletal System and Connective Tissue Diseases	2.34
	十种疾病合计 Total	**79.35**	**十种疾病合计 Total**	**78.49**

注：①本表系政府办综合医院数字；②县级医院包括县和县级市医院。

Note: ①Data in this table are of government-run general hospitals. ②County-level hospitals include county hospitals and hospitals of county-level cities.

四、基层卫生服务
Grass-roots Health Care Services

基层医疗卫生机构诊疗人次（亿人次）

Number of Visits in Grass-roots Health Care Institutions(100 Millions)

	2005	2008	2009	2010	2011	2012
总计 Total	**25.94**	**29.63**	**33.92**	**36.12**	**38.06**	**41.09**
社区卫生服务中心 Community Health Centers	0.59	1.72	2.61	3.47	4.09	4.55
#政府办 Governmental-run	0.54	1.50	2.05	3.22	3.71	4.03
社区卫生服务站 Community Health Stations	0.63	0.84	1.16	1.37	1.37	1.44
#政府办 Government-run		0.20	0.26	0.43	0.46	0.41
街道卫生院 Sub-district Health Centers	0.20	0.35	0.43	0.27	0.11	0.10
乡镇卫生院 Township Health Centers	6.79	8.27	8.77	8.74	8.66	9.68
#政府办 Government-run	6.68	8.10	8.59	8.62	8.56	9.60
村卫生室 Village Clinics	12.34	13.25	15.52	16.57	17.92	19.27
门诊部 Outpatient Departments	0.42	0.51	0.61	0.66	0.71	0.75
诊所(医务室) Clinics	4.95	4.24	4.83	5.03	5.19	5.30

各地区基层医疗卫生机构诊疗人次（2012年）

Number of Visits in Grass-roots Health Care Institutions by Region (2012)

地 区 Region	诊疗量合计 Total Visits (10000)	社区卫生服务中心 Community Health Center	社区卫生服务站 Community Health Station	乡镇卫生院 Township Health Center	村卫生室 Village Clinic
总 计 Total	**410920.6**	**45475.1**	**14393.6**	**96757.8**	**192707.6**
东 部 Eastern	191389.2	35989.1	8058.6	39040.3	79837.3
中 部 Central	117295.0	5035.5	3589.5	28374.8	67346.6
西 部 Western	102236.4	4450.5	2745.4	29342.8	45523.7
北 京 Beijing	5902.4	3615.1	468.4	–	417.5
天 津 Tianjin	3573.9	1458.2	7.8	639.4	888.7
河 北 Hebei	26630.9	543.8	941.9	4130.5	18167.4
山 西 Shanxi	7431.4	353.8	397.7	1565.4	3563.3
内蒙古 Inner Mongolia	5524.8	390.6	454.9	1227.2	2178.2
辽 宁 Liaoning	9361.8	774.4	502.5	1697.8	4191.6
吉 林 Jilin	5295.6	288.0	54.2	1027.4	2778.7
黑龙江 Helongjiang	5882.4	519.5	208.7	1064.3	3217.4
上 海 Shanghai	9259.8	7544.2	–	–	709.4
江 苏 Jiangsu	24594.8	4906.3	1288.4	7383.0	7735.3
浙 江 Zhejiang	22478.7	7392.2	776.0	7529.9	3440.7
安 徽 Anhui	15529.4	864.2	963.3	4159.6	8368.7
福 建 Fujian	10051.9	910.6	304.3	2091.6	4586.2
江 西 Jiangxi	13091.9	303.1	308.4	2630.5	8840.2
山 东 Shandong	41339.1	1392.7	1326.9	7992.0	26476.1

续表 Continued

地 区 Region	诊疗量合计 Total Visits (10000)	社区卫生服务中心 Community Health Center	社区卫生服务站 Community Health Station	乡镇卫生院 Township Health Center	村卫生室 Village Clinic
河 南 Henan	35193.7	781.2	823.1	8140.7	23008.5
湖 北 Hubei	20008.4	1356.3	642.1	5576.9	9921.2
湖 南 Hunan	14862.2	569.5	192.1	4209.8	7648.6
广 东 Guangdong	35910.7	7382.7	2255.6	6605.9	12649.7
广 西 Guangxi	14490.5	464.1	147.6	4547.2	6400.6
海 南 Hainan	2285.3	69.0	186.9	970.2	574.5
重 庆 Chongqing	8352.0	566.6	128.9	2405.0	3512.3
四 川 Sichuan	28478.3	1491.9	415.3	8994.6	12309.6
贵 州 Guizhou	7788.0	142.7	215.0	2060.6	4231.9
云 南 Yunnan	12300.3	316.1	251.1	3730.9	5881.7
西 藏 Tibet	677.3	2.4	0.6	304.1	162.5
陕 西 Shaanxi	9623.1	394.8	247.6	1894.9	5135.2
甘 肃 Gansu	8349.4	289.1	314.1	2148.3	3896.0
青 海 Qinghai	1199.2	51.8	140.3	290.9	509.5
宁 夏 Ningxia	1566.1	10.2	88.6	548.1	517.5
新 疆 Xinjiang	3887.5	330.1	341.4	1191.0	788.7

基层医疗卫生机构入院人数（万人）

Number of Inpatients in Grass-roots Health Care Institutions(10000)

	2005	2008	2009	2010	2011	2012
总计 Total	**1675**	**3508**	**4111**	**3950**	**3775**	**4209**
社区卫生服务中心 Community Health Centers	27	103	164	218	247	267
#政府办 Governmental-run	24	81	126	183	204	213
社区卫生服务站 Community Health Stations		38	61	44	42	39
#政府办 Government-run		15	16	12	10	10
街道卫生院 Sub-district Health Centers	19	42	62	47	23	24
乡镇卫生院 Township Health Centers	1622	3313	3808	3630	3449	3865
#政府办 Government-run	1592	3264	3746	3595	3417	3837
门诊部 Outpatient Departments	7	12	16	11	13	14

各地区基层医疗卫生机构入院人数（2012年）

Number of Inpatients in Grass-roots Health Care Institutions by Region (2012)

地 区 Region	入院人数合计 Total Inpatients (10000)	社区卫生服务中心 Community Health Centers	乡镇卫生院 Township Health Centers
总 计 Total	**4209.0**	**266.5**	**3865.4**
东 部 Eastern	1129.1	107.8	1000.2
中 部 Central	1483.4	79.2	1375.5
西 部 Western	1596.6	79.5	1489.7
北 京 Beijing	3.6	3.6	–
天 津 Tianjin	10.8	1.2	9.6
河 北 Hebei	165.9	5.7	156.0
山 西 Shanxi	61.2	4.6	48.1
内蒙古 Inner Mongolia	38.5	4.7	32.3
辽 宁 Liaoning	72.5	6.9	62.4
吉 林 Jilin	33.0	2.9	29.5
黑龙江 Helongjiang	61.3	3.8	56.6
上 海 Shanghai	10.5	10.1	–
江 苏 Jiangsu	167.6	27.9	139.4
浙 江 Zhejiang	27.6	8.3	18.2
安 徽 Anhui	177.1	11.8	163.8
福 建 Fujian	124.9	6.7	118.1
江 西 Jiangxi	239.8	5.3	229.9
山 东 Shandong	340.6	20.8	313.9

续表 Continued

地 区 Region	入院人数合计 Total Inpatients (10000)	社区卫生服务中心 Community Health Centers	乡镇卫生院 Township Health Centers
河 南 Henan	329.8	12.5	315.9
湖 北 Hubei	232.9	26.1	201.6
湖 南 Hunan	348.4	12.2	330.1
广 东 Guangdong	195.1	15.3	173.7
广 西 Guangxi	245.7	1.3	244.3
海 南 Hainan	10.0	1.1	8.8
重 庆 Chongqing	174.6	18.5	153.3
四 川 Sichuan	517.8	23.6	487.4
贵 州 Guizhou	217.3	10.1	196.7
云 南 Yunnan	142.6	6.8	135.1
西 藏 Tibet	2.9	0.0	2.9
陕 西 Shaanxi	80.1	5.6	72.8
甘 肃 Gansu	67.5	3.5	62.3
青 海 Qinghai	17.0	0.4	15.8
宁 夏 Ningxia	5.9	0.0	5.7
新 疆 Xinjiang	86.9	4.8	81.2

社区卫生服务中心（站）工作量

Workload of Community Health Centers (Stations)

年份 Year	社区卫生服务中心 Community Health Center				社区卫生服务站诊疗人次 Visits in Community Health Station (10000)
	诊疗人次 Visits (10000)	入院人数 Inpatients (10000)	病床使用率 Occupancy Rate (%)	平均住院日 Average Lengths of Stay	
2005	5938.5	26.6	60.7	17.2	6281.5
2008	17247.3	103.3	58.7	13.4	8425.1
2009	26080.2	164.2	59.8	10.6	11617.3
2010	34740.4	218.1	56.1	10.4	13711.1
2011	40945.2	247.3	54.4	10.2	13703.8
2012	45475.1	266.5	55.5	10.1	14393.6

社区卫生服务中心病人医药费用

Average Medical Expense per Capita in Community Health Centers

年份 Year	2008	2009	2010	2011	2012
次均门诊费用(元) Average Medical Expense per Outpatient Visit (Yuan)	87.2	84.0	82.8	81.5	84.6
#药费 Drug	63.0	60.0	58.7	54.9	58.5
药费占比 Drug %	72.2	71.4	70.9	67.4	69.1
人均住院费用(元) Average Medical Expense per Inpatient (Yuan)	2514.2	2317.4	2357.6	2315.1	2417.9
#药费 Drug	1204.5	1136.2	1162.4	1061.4	1125.0
药费占比 Drug %	47.9	49.0	49.3	45.8	46.5

乡镇卫生院工作量

Workload of Township Health Centers

年份 Year	诊疗人次 Visits (100 Millions)	入院人数 Inpatients (10000)	病床周转次数(次) Turnovers of Beds (Times)	病床使用率 Occupancy Rate (%)	平均住院日 Average Lengths of Stay (Day)
2005	6.79	1622	25.8	37.7	4.6
2008	8.27	3313	42.0	55.8	4.4
2009	8.77	3808	42.9	60.7	4.8
2010	8.74	3630	38.4	59	5.2
2011	8.66	3449	35.2	58.1	5.6
2012	9.68	3865	37.4	62.1	5.7

乡镇卫生院病人医药费用

Average Medical Expense per Capita in Township Health Centers

	2008	2009	2010	2011	2012
次均门诊费用(元)	42.5	46.2	47.5	47.5	49.2
Average Medical Expense per Visit(Yuan)					
#药费 Drug	25.8	28.8	28.7	25.3	27.0
药费占比 Drug %	60.7	62.3	60.4	53.3	54.8
人均住院费用(元)	790.8	897.2	1004.6	1051.3	1140.7
Average Medical Expense per Inpatient (Yuan)					
#药费 Drug	403.9	479.6	531.1	492.4	550.0
药费占比 Drug %	51.1	53.5	52.9	46.8	48.2

各地区社区卫生服务中心（站）和乡镇卫生院门诊量占医疗卫生机构门诊总量的比重（%）

Visits of Community & Township Health Centers as % of Total Visits by Region

地 区 Region	2011	2012	地 区 Region	2011	2012
总 计 Total	**22.5**	**22.7**	江 西 Jiangxi	17.0	17.1
东 部 Eastern	24.3	23.9	山 东 Shandong	18.5	18.4
中 部 Central	19.7	20.7	河 南 Henan	17.5	19.6
西 部 Western	21.9	22.5	湖 北 Hubei	24.2	24.8
			湖 南 Hunan	21.4	21.7
北 京 Beijing	21.6	22.0	广 东 Guangdong	24.3	22.7
天 津 Tianjin	21.4	21.9	广 西 Guangxi	20.6	22.2
河 北 Hebei	15.2	15.3	海 南 Hainan	29.5	31.4
山 西 Shanxi	18.7	19.5	重 庆 Chongqing	24.3	23.3
内蒙古 Inner Mongolia	22.1	22.2	四 川 Sichuan	24.2	25.7
辽 宁 Liaoning	15.5	17.0	贵 州 Guizhou	20.4	21.0
吉 林 Jilin	14.1	14.1	云 南 Yunnan	20.6	21.5
黑龙江 Helongjiang	14.4	15.5	西 藏 Tibet	29.0	30.3
上 海 Shanghai	35.4	34.2	陕 西 Shaanxi	16.5	15.8
江 苏 Jiangsu	30.7	30.1	甘 肃 Gansu	22.7	23.1
浙 江 Zhejiang	35.0	34.7	青 海 Qinghai	23.2	22.6
安 徽 Anhui	24.8	25.5	宁 夏 Ningxia	20.8	20.8
福 建 Fujian	17.5	17.2	新 疆 Xinjiang	22.6	22.2

各地区基层医疗卫生机构病床使用率（2012年）

Bed Occupancy Rate of Grass-roots Health Care Institution by Region (2012)

地 区 Region	社区卫生服务中心 Community Health Centers (%)	乡镇卫生院 Township Health Centers (%)	地 区 Region	社区卫生服务中心 Community Health Centers (%)	乡镇卫生院 Township Health Centers (%)
总 计 Total	**55.5**	**62.1**	江 西 Jiangxi	53.0	76.3
东 部 Eastern	55.5	54.7	山 东 Shandong	47.2	56.9
中 部 Central	51.4	65.3	河 南 Henan	46.0	65.0
西 部 Western	61.0	65.6	湖 北 Hubei	69.6	74.9
			湖 南 Hunan	53.6	74.3
北 京 Beijing	37.7	–	广 东 Guangdong	51.0	52.5
天 津 Tianjin	18.9	45.9	广 西 Guangxi	52.0	67.2
河 北 Hebei	51.2	57.9	海 南 Hainan	97.7	30.9
山 西 Shanxi	51.1	45.0	重 庆 Chongqing	74.2	76.4
内蒙古 Inner Mongolia	45.7	38.4	四 川 Sichuan	65.3	71.9
辽 宁 Liaoning	48.8	46.1	贵 州 Guizhou	63.4	70.3
吉 林 Jilin	34.6	34.2	云 南 Yunnan	63.0	59.9
黑龙江 Helongjiang	45.7	52.7	西 藏 Tibet	0.0	25.8
上 海 Shanghai	88.7	–	陕 西 Shaanxi	51.4	51.3
江 苏 Jiangsu	48.7	58.1	甘 肃 Gansu	57.6	59.4
浙 江 Zhejiang	42.8	33.5	青 海 Qinghai	72.4	60.6
安 徽 Anhui	40.3	59.9	宁 夏 Ningxia	48.5	53.1
福 建 Fujian	48.0	63.3	新 疆 Xinjiang	50.3	68.0

县级医院医疗服务情况

Statistics of Health Services in County-level Hospitals

	2005	2008	2009	2010	2011	2012
县医院						
County Hospital						
机构数(个)	5536	5868	6111	6400	6973	7399
Hospitals						
床位数(张)	572746	691781	765510	845737	946973	1099856
Beds						
人员数(人)	760617	856861	912765	976030	1059365	1163260
Personnel						
诊疗人次(万人次)	28354.3	36459.7	39858.2	42137.1	46588.9	53406.9
Visits (10000)						
入院人数(万人)	1427.3	2222.5	2622.9	2945.0	3361.0	4070.1
Inpatients (10000)						
县级市医院						
Hospital of County-level City						
机构数(个)	2961	3006	3127	3221	3364	3541
Hospitals						
床位数(张)	371682	413477	447101	483284	537858	608219
Beds						
人员数(人)	479095	521488	555053	590804	637844	695163
Personnel						
诊疗人次(万人次)	18737.1	22540.7	24705.9	26398.3	29358.4	33288.1
Visits (10000)						
入院人数(万人)	855.6	1130.5	1296.3	1451.4	1634.3	1922.8
Inpatients (10000)						

县级妇幼保健机构医疗服务情况

Statistics of Health Services in County-level MCH Institutions

	2005	2008	2009	2010	2011	2012
县妇幼保健机构 County MCH Institution						
机构数(个) Institutions	1584	1590	1590	1586	1594	1590
床位数(张) Beds	35377	46018	50652	53826	57679	63218
人员数(人) Personnel	68400	77686	82351	86307	91738	98147
诊疗人次(万人次) Visits (10000)	2632.3	3779.6	4173.7	4475.7	4916.0	5574.7
入院人数(万人) Inpatients (10000)	120.6	191.7	213.8	231.9	252.7	286.3
县级市妇幼保健机构 MCH Institution of County-level Cities						
机构数(个) Institutions	430	395	397	397	400	396
床位数(张) Beds	16116	18832	20016	22506	23910	27066
人员数(人) Personnel	32131	35732	37815	40406	43681	48007
诊疗人次(万人次) Visits(10000)	1579.8	2025.4	2252.7	2510.1	2868.7	3327.9
入院人数(万人) Inpatients (10000)	63.7	87.4	96.9	103.8	116.5	132.5

五、中医药服务

Traditional Chinese Medicine Services

中医类医疗机构诊疗量

Number of Visits in TCM Institutions

	2008	2009	2010	2011	2012
中医类诊疗总量(万人次)* Total Visits in TCM Institutions(10000)	**47646.8**	**56150.6**	**61264.1**	**67531.9**	**74695.2**
中医类医院 Hospitals Specialized in TCM	30157.6	33132.7	36026.5	39668.5	45120.2
中医医院 TCM Hospitals	27540.9	30145.8	32770.2	36120.6	40705.2
中西医结合医院 Hospitals of Integrated Chinese and Western Medicine	2120.1	2449.9	2702.6	2958.8	3769.1
民族医医院 Hospitals of Traditional Ethnic Medicine	496.6	537.0	553.8	589.1	645.9
中医类门诊部 Outpatient Departments Specialized in TCM	726.7	820.3	975.9	1127.9	1290.8
中医门诊部 TCM Outpatient Departments	574.7	681.2	808.9	934.8	1069.5
中西医结合门诊部 Outpatient Departments of Integrated Chinese and Western Medicine	149.1	137.6	164.6	189.2	217.8
民族医门诊部 Outpatient Departments of Traditional Ethnic Medicine	2.9	1.5	2.4	4.0	3.5
中医类诊所 Clinics Specialized in TCM	7346.3	8398.5	9178.3	9981.0	10250.2
中医诊所 TCM Clinics	5470.9	6176.8	6796.1	7414.0	7857.7
中西医结合诊所 Clinics of Integrated Chinese and Western Medicine	1804.1	2140.1	2283.8	2458.0	2291.0
民族医诊所 Clinics of Traditional Ethnic Medicine	71.3	81.6	98.3	109.0	101.5
其他机构中医类临床科室 Clinical Department of TCM in Other Institutions	12032.9	13799.1	15083.4	16754.5	18033.9
中医类诊疗量占总诊疗量% Visits in TCM Institutions as % of Total Visits	**13.5**	**14.3**	**14.7**	**15.1**	**15.1**

注: *包括中医科各专业、中西医结合科、民族医学科。以下3表同。Note:*include department of TCM, integrated medicine, and traditional ethnic medicine.The same for the following 3 tables.

其他机构中医类临床科室诊疗人次

Number of Visits in Clinical Department of TCM in Other Institutions

	2008	2009	2010	2011	2012
门急诊量(万人次) Outpatient and Emergency Visits (10000)	**12032.9**	**13799.1**	**15083.4**	**16754.5**	**18033.9**
综合医院 General Hospitals	6802.3	7531.9	8089.2	9057.4	8826.9
专科医院 Specialized Hospitals	335.3	361.0	390.2	461.0	496.5
社区卫生服务中心(站) Community Health Centers (Stations)	1343.4	1912.0	2512.9	3074.6	3846.0
乡镇卫生院 Township Health Centers	2963.6	3285.3	3419.5	3473.7	4185.6
其他机构 Others	588.4	708.9	671.6	687.9	679.0
占同类机构诊疗量的% As % of Visits in the Same Type of Institutions					
综合医院 General Hospitals	5.1	5.2	5.4	5.4	4.7
专科医院 Specialized Hospitals	2.4	2.3	2.3	2.5	2.3
社区卫生服务中心(站) Community Health Centers (Stations)	8.8	8.7	8.9	9.7	11.2
乡镇卫生院 Township Health Centers	3.6	3.7	3.9	4.0	4.3
其他机构 Others	1.0	1.1	1.0	1.0	0.8

中医类医疗机构出院人数

Number of Inpatients in TCM Institutions

	2008	2009	2010	2011	2012
中医类总出院人数(万人) Total Inpatients in TCM Institutions(10000)	**1083.8**	**1281.7**	**1447.2**	**1670.9**	**2022.2**
中医类医院 Hospitals Specialized in TCM	964.1	1123.5	1275.7	1468.7	1798.9
中医医院 TCM Hospitals	884.7	1026.1	1160.1	1341.3	1636.2
中西医结合医院 Hospitals of Integrated Chinese and Western Medicine	63.0	76.2	91.3	98.3	129.0
民族医医院 Hospitals of Traditional Ethnic Medicine	16.3	21.2	24.3	29.1	33.7
中医类门诊部 Outpatient Departments Specialized in TCM	0.7	1.3	0.2	0.3	0.6
中医门诊部 TCM Outpatient Departments	0.4	1.2	0.2	0.1	0.3
中西医结合门诊部 Outpatient Departments of Integrated Chinese and Western Medicine	0.3	0.1	0.1	0.2	0.3
其他机构中医类临床科室 Clinical Department of TCM in Other Institutions	119.1	156.8	171.3	201.9	222.7
中医类出院人数占总出院人数的% Inpatients in TCM Institutions as % of Total Inpatients	9.4	9.7	10.3	11.0	11.4

其他机构中医类临床科室出院人数

Number of Inpatients in Clinical Department of TCM in Other Institutions

	2008	2009	2010	2011	2012
出院人数(万人) Number of Inpatients(10000)	**119.1**	**156.8**	**171.3**	**201.9**	**222.7**
综合医院 General Hospitals	77.8	94.5	112.9	135.8	130.8
专科医院 Specialized Hospitals	7.4	10.2	12.5	15.5	16.6
社区卫生服务中心(站) Community Health Centers (Stations)	3.2	11.1	4.3	5.1	6.9
乡镇卫生院 Township Health Centers	29.1	39.6	40.5	44.1	67.0
其他机构 Others	1.4	1.4	1.2	1.3	1.4
占同类机构出院人数的% As % of Inpatients in the Same Type of Institutions					
综合医院 General Hospitals	1.3	1.4	1.5	1.6	1.3
专科医院 Specialized Hospitals	1.4	1.6	1.7	1.8	1.7
社区卫生服务中心(站) Community Health Centers (Stations)	3.9	8.6	4.3	3.8	4.4
乡镇卫生院 Township Health Centers	0.9	1	1.1	1.3	1.7
其他机构 Others	0.3	0.2	0.2	0.2	0.1

公立中医医院病人医药费用

Medical Expense of Patients in Public TCM Hospitals

	次均门诊费用(元)		人均住院费用(元)	
	Medical Expense per Visit (Yuan)	药费 Drug	Medical Expense per Inpatient (Yuan)	药费 Drug
中医医院 TCM Hospitals				
2008	113.6	66.3	4085.5	1856.3
2009	123.7	72.9	4457.8	2042.4
2010	137.1	82.2	4899.3	2238.0
2011	152.4	92.7	5281.0	2374.5
2012	165.5	101.1	5551.9	2463.2
#三级医院 Third-level Hospitals				
2008	155.1	96.9	7734.4	3537.4
2009	169.1	106.7	8291.1	3784.2
2010	185.6	119.7	8842.5	3960.2
2011	204.1	133.9	9124.7	4016.2
2012	213.5	140.1	9194.4	4007.3
二级医院 Second-level Hospitals				
2008	96.4	53.4	3162.3	1438.2
2009	105.4	58.8	3459.0	1594.6
2010	116.2	65.2	3660.3	1796.2
2011	126.2	71.1	4084.2	1870.0
2012	136.4	76.8	4271.2	1927.3

六、药品供应保障

Drug Supply and Support

药品费用

Expenditure on Drugs

指标	2009	2010	2011
药品总费用(亿元)	**7457.7**	**8373.1**	**9468.0**
Total Expenditure on Drugs (100 Million Yuan)			
医疗机构药品费用	5798.4	6324.3	6978.6
Expenditure on Drugs of Health Institutions			
门诊药品费用	3047.4	3270.3	3505.5
Expenditure on Drugs for Outpatient Care			
住院药品费用	2751.1	3054	3473.1
Expenditure on Drugs for Inpatient Care			
零售药品费用	1659.3	2048.9	2489.4
Retailed Drug Expenditures			
人均药品费用(元)	**558.7**	**624.4**	**702.7**
Drug Expenditure per Capita (Yuan)			
药品费用占卫生总费用的%	**40.4**	**40.3**	**37.6**
Drug Expenditure as % of Total Health Expenditure			

资料来源：卫生总费用核算。

Source: Total health expenditure caculations.

医药工业主营业务收入（亿元）

Main Business Income of Pharmaceutical Industry (100 Million Yuan)

	2009	2010	2011
总计 Total	**9626**	**12073**	**15255**
化学原料药 Chemical Raw Medicines	1956	2438	3050
化学制剂 Chemicals	2770	3428	4105
中药饮片 Traditional Chinese Medicine Decoction Pieces	441	634	854
中成药 Traditional Chinese Patent Medicines	1936	2474	3379
生物生化制品 Biomedical Products	1024	1261	1516
卫生材料 Hygienic Materials	510	623	921
制药器械 Pharmaceutical Equipments	57	73	76
医疗器械 Medical Devices	932	1141	1354

资料来源：《中国医药统计年报》。
Source: Annual Report on Pharmaceutical Statistics of China.

医药工业利润（亿元）

Profits of Pharmaceutical Industry (100 Million Yuan)

	2009	2010	2011
总计 Total	**1060**	**1407**	**1577**
化学原料药 Chemical Raw Medicines	174	236	248
化学制剂 Chemicals	328	424	442
中药饮片 Traditional Chinese Medicine Decoction Pieces	32	56	64
中成药 Traditional Chinese Patent Medicines	222	310	372
生物生化制品 Biomedical Products	140	187	207
卫生材料 Hygienic Materials	47	62	89
制药器械 Pharmaceutical Equipments	4	7	8
医疗器械 Medical Devices	112	125	146

资料来源：《中国医药统计年报》。
Source: Annual Report on Pharmaceutical Statistics of China.

药品生产经营企业数

Number of Drug Manufacturing and Trading Enterprises

指标	2009	2010	2011
药品生产企业数(个) Drug Manufacturing Enterprises	4881	4678	4629
药品经营企业数(个) Drug Trading Enterprises	404135	414840	440248
药品批发企业数(个) Wholesale Enterprises of Drugs	13593	13463	13853
药品零售企业数(个) Retail Enterprises of Drugs	390542	401379	426395
零售连锁企业数(个) Retail Chain Enterprises	2149	2310	2607
零售连锁企业门店数(个) Retail Chain Stores	135762	137073	146703
零售单体药店数(个) Retail Monomer Drugstores	252631	261996	277085

资料来源：国家食品药品监督管理总局统计公报。

Source: Statistical Report on National Food and Drug Administration.

七、基本医疗保障

Basic Medical Security

新型农村合作医疗情况

Statistics of New Rural Cooperative Medical Scheme

指标 Indicator	2005	2008	2009	2010	2011	2012
新农合县(区市)个数 Number of Counties Implementing NRCMS	678	2729	2716	2678	2637	2566
参合人口数(亿人) Number of Enrollees (100 Millions)	1.79	8.15	8.33	8.36	8.32	8.05
参合率(%) Enrollment Rate	75.7	91.5	94.0	96.0	97.5	98.3
当年筹资总额(亿元) Annual Fund Raised(100 Million Yuan)	75.4	785.0	944.4	1308.3	2047.6	2484.7
人均筹资(元) Per Capita Premium (Yuan)	42.1	96.3	113.4	156.6	246.2	308.5
当年基金支出(亿元) Payout at Current Year(100 Million Yuan)	61.8	662.0	922.9	1187.8	1710.2	2408.0
补偿受益人次(亿人次) Number of Beneficiaries from Reimbursement (100 Millions)	1.22	5.85	7.59	10.87	13.15	17.45

各地区新型农村合作医疗情况（2012年）

Statistics of New Rural Cooperative Medical Scheme by Region (2012)

地区 Region	新农合县(区市)个数 Number of Counties Implementing NRCMS	参合人口数 Number of Enrollees (10000)	人均筹资(元) Per Capita Premium (Yuan)	补偿受益人次 Number of Beneficiaries from Reimbursement (10000)
总 计 Total	**2566**	**80530.9**	**308.5**	**174507.3**
北 京 Beijing	13	267.4	707.3	565.6
河 北 Hebei	164	5037.0	294.7	12406.7
山 西 Shanxi	115	2194.0	294.1	3598.4
内蒙古 Inner Mongolia	92	1233.6	308.3	823.1
辽 宁 Liaoning	94	1958.6	295.5	2151.2
吉 林 Jilin	60	1328.2	290.5	977.8
黑龙江 Heilongjiang	122	1447.3	295.3	1960.7
上 海 Shanghai	9	113.2	1232.5	1570.8
江 苏 Jiangsu	81	4089.3	327.8	12271.6
浙 江 Zhejiang	81	2876.2	480.4	11231.6
安 徽 Anhui	94	5043.8	294.9	10071.6
福 建 Fujian	74	2444.1	298.8	831.7
江 西 Jiangxi	96	3293.8	294.2	4079.9
山 东 Shandong	135	6465.8	307.2	23243.4

注：天津实行城乡统筹的居民基本医疗保险制度。

Note: Urban & rural residents in Tianjin are covered by resident basic medical insurance.

续表 Continued

地区 Region	新农合县(区市)个数 Number of Counties Implementing NRCMS	参合人口数 Number of Enrollees (10000)	人均筹资(元) Per Capita Premium (Yuan)	补偿受益人次 Number of Beneficiaries from Reimbursement (10000)
河 南 Henan	157	7965.1	293.4	19766.6
湖 北 Hubei	93	3877.6	298.0	13854.6
湖 南 Hunan	111	4671.2	291.6	5617.7
广 东 Guangdong	10	200.0	271.7	279.7
广 西 Guangxi	106	3974.8	292.8	5209.5
海 南 Hainan	20	481.5	300.1	827.2
重 庆 Chongqing	37	2162.9	296.4	3127.3
四 川 Sichuan	175	6224.1	295.9	14476.1
贵 州 Guizhou	88	3112.2	291.5	4887.9
云 南 Yunnan	127	3467.9	295.8	9190.4
西 藏 Tibet	73	237.8	324.0	477.6
陕 西 Shaanxi	104	2649.7	311.9	4544.3
甘 肃 Gansu	86	1921.5	292.6	3901.5
青 海 Qinghai	39	352.6	408.3	335.2
宁 夏 Ningxia	21	361.5	385.1	837.7
新 疆 Xinjiang	89	1078.3	315.1	1390.0

城镇居民基本医疗保险情况

Statistics of Basic Medical Insurance of Urban Population

指标 Indicator	2005	2008	2009	2010	2011	2012
城镇职工基本医保 Basic Medical Insurance of Urban Employees						
参保人数(万人) Enrollees (10000)	13783	19996	21937	23735	25227	26467
在职职工 Employees	10022	14988	16411	17791	18949	
退休人员 Retirees	3761	5008	5527	5944	6279	
基金收入(亿元) Revenue(100 Million Yuan)	1405.3	3040.0	3672.0	3955.4	4945.0	
基金支出(亿元) Payout(100 Million Yuan)	1078.7	2084.0	2797.0	3271.6	4018.3	
累计结存(亿元) Balance atYear-End (100 Million Yuan)	1278.1	3432.0	4276.0	4741.2	5683.2	
城镇居民基本医保参保人数(万人) Enrollees of Basic Medical Insurance of Urban Residents (10000)	–	11826	18210	19528	22116	27122

资料来源：《中国统计年鉴》。

Source: China Statistical Yearbook.

居民社会医疗保险构成（%）

Components of Social Medical Insurance (%)

项目 Item	合计 Total		城市 Urban		农村 Rural	
	2008	2011	2008	2011	2008	2011
城镇职工基本医保 UEBMI	12.7	14.8	44.2	47.4	1.5	2.9
公费医疗 Publicly Funded Free Medical Care	1.0	0.7	3.0	2.2	0.3	0.2
城镇居民基本医保 URBMI	3.8	9.5	12.5	25.1	0.7	3.8
新农合 NRCMS	68.7	69.5	9.5	13.4	89.7	89.9
其他社会医保 Social Medical Insurance	1.0	0.3	2.8	0.9	0.4	0.1
无医保 No Medical Insurance	12.9	5.2	28.1	10.9	7.5	3.1

资料来源: 2008年国家卫生服务调查和2011年医改阶段性评估调查。

Source: National Health Services Survey in 2008 and Periodic Assessment Survey on Healrh System Reform in 2011.

城乡医疗救助情况

Statistics of Medical Aid in Urban and Rural Areas

指标 Indicator	2005	2008	2009	2010	2011	2012
医疗救助人次(万次) Beneficiaries of Medical Aid (10000)	**970**	**5278**	**6295**	**7556**	**8519**	**8051**
城镇居民 Urban	115	1086	1506	1921	2222	2077
农村居民 Rural	855	4192	4789	5635	6297	5974
医疗救助支出(亿元) Payments of Medical Aid (100 Million Yuan)	**11.0**	**68.0**	**97.2**	**133.0**	**187.6**	**203.8**
城镇居民 Urban	3.2	29.7	37.3	49.5	67.6	70.9
农村居民 Rural	7.8	38.3	59.9	83.5	120.0	132.9

注: 本表系政府医疗救助数（不含社会医疗救助）。

Note: Figures of this table areof government medical aid, social medical aids are excluded.

八、卫生资源

Health Resources

卫生总费用

Total Health Expenditure

指标 Indictor	2005	2008	2009	2010	2011	2012
卫生总费用(亿元) THE (100 Million Yuan)	**8659.9**	**14535.4**	**17541.9**	**19980.4**	**24345.9**	**27846.8**
政府卫生支出 Government Health Expenditure	1552.5	3593.9	4816.3	5732.5	7464.2	8366.0
社会卫生支出 Social Health Expenditure	2586.4	5065.6	6154.5	7196.6	8416.5	9916.3
个人卫生现金支出 Out-of-Pocket Health Expenditure	4521.0	5875.9	6571.2	7051.3	8465.3	9564.6
卫生总费用构成(%) Percentage of THE	**100.0**	**100.0**	**100.0**	**100.0**	**100.0**	**100.0**
政府卫生支出 Government Health Expenditure	17.9	24.7	27.5	28.7	30.7	30.0
社会卫生支出 Social Health Expenditure	29.9	34.9	35.1	36.0	34.6	35.6
个人卫生现金支出 Out-of-Pocket Health Expenditure	52.2	40.4	37.5	35.3	34.8	34.4
卫生总费用占GDP% THE as % of GDP	**4.68**	**4.63**	**5.15**	**4.98**	**5.15**	**5.36**
人均卫生费用(元) Per Capita THE	**662.3**	**1094.5**	**1314.3**	**1490.1**	**1807.0**	**2056.6**
城市 Urban	1126.4	1861.8	2176.6	2315.5	2697.5	2969.0
农村 Rural	315.8	455.2	562.0	666.3	879.4	1055.9
卫生消费弹性系数 Health Elasticity Coefficient	**0.87**	**1.72**	**2.32**	**0.65**	**1.41**	

注: ①本表系卫生总费用核算数, 2012年系初步核算数；②按当年价格计算。

Note: ① Figures for total health expenditure are estimates, figures for that of 2C Preliminary calculation; ②Expenditures are calculated at current prices.

各地区卫生总费用（2011年）

Total Health Expenditure by Region (2011)

地区 Region	卫生总费用(亿元) Total Health Expenditure (100 Million Yuan)	构成(%) Percentage			卫生总费用占地区生产总值% THE as % of Gross Regional Product	人均卫生费用(元) Per Capita THE (Yuan)
		政府卫生支出 Government Health Expenditure	社会卫生支出 Social Health Expenditure	个人卫生现金支出 Out-of-Pocket Health Expenditure		
总计 Total	**24345.9**	**30.7**	**34.6**	**34.8**	**5.15**	**1807.0**
北京 Beijing	983.2	28.0	46.7	25.3	6.05	4870.6
天津 Tianjin	411.1	25.4	37.8	36.8	3.67	3034.9
河北 Hebei	1058.2	32.0	25.9	42.1	4.32	1461.5
山西 Shanxi	559.0	32.7	31.7	35.6	4.97	1555.7
内蒙古 Inner Mongolia	550.4	34.1	26.4	39.5	3.83	2217.8
辽宁 Liaoning	885.6	23.7	36.4	39.8	3.98	2020.6
吉林 Jilin	515.3	30.4	25.0	44.6	4.88	1874.3
黑龙江 Heilongjiang	730.5	25.6	32.1	42.3	5.81	1905.4
上海 Shanghai	930.2	23.2	56.0	20.8	4.85	3962.8
江苏 Jiangsu	1543.3	26.4	41.9	31.7	3.14	1953.8
浙江 Zhejiang	1419.4	23.1	38.8	38.1	4.39	2598.2
安徽 Anhui	891.7	33.9	26.0	40.1	5.83	1494.0
福建 Fujian	617.7	30.7	39.5	29.8	3.52	1660.4
江西 Jiangxi	587.5	39.9	26.5	33.6	5.02	1308.9
山东 Shandong	1648.7	25.8	37.4	36.9	3.63	1710.7

续表 Continued

地 区 Region	卫生总费用(亿元) Total Health Expenditure (100 Million Yuan)	构成(%) Percentage 政府卫生支出 Government Health Expenditure	社会卫生支出 Social Health Expenditure	个人卫生现金支出 Out-of-Pocket Health Expenditure	卫生总费用占地区生产总值% THE as % of Gross Regional Product	人均卫生费用(元) Per Capita THE (Yuan)
河 南 Henan	1259.4	33.3	24.3	42.5	4.68	1341.5
湖 北 Hubei	926.3	30.0	30.3	39.7	4.72	1608.7
湖 南 Hunan	881.6	32.1	28.1	39.9	4.48	1336.7
广 东 Guangdong	1851.8	27.1	38.5	34.5	3.48	1762.7
广 西 Guangxi	665.7	39.1	28.4	32.5	5.68	1433.1
海 南 Hainan	163.3	34.1	39.7	26.2	6.47	1862.1
重 庆 Chongqing	512.0	32.4	29.5	38.1	5.11	1754.1
四 川 Sichuan	1221.0	34.0	32.1	34.0	5.81	1516.8
贵 州 Guizhou	423.5	48.6	22.7	28.7	7.43	1220.9
云 南 Yunnan	679.7	37.6	30.2	32.2	7.64	1467.7
陕 西 Shaanxi	731.0	30.3	284.3	38.9	5.84	1952.9
甘 肃 Gansu	393.6	41.1	25.2	33.7	7.84	1535.0
青 海 Qinghai	109.3	43.6	28.6	27.7	6.54	1923.1
宁 夏 Ningxia	116.3	39.1	24.2	36.7	5.53	1818.9
新 疆 Xinjiang	424.2	35.3	38.5	26.2	7.52	2178.5

注：缺西藏数字。 Note: Data of Tibet are not avalaible.

医疗卫生机构数

Number of Health Care Institutions

机构名称 Institution	2005	2008	2009	2010	2011	2012
总计 Total	**882206**	**891480**	**916571**	**936927**	**954389**	**950297**
医院 Hospitals	18703	19712	20291	20918	21979	23170
基层医疗卫生机构 Grass-roots Health Care Institutions	849488	858015	882153	901709	918003	912620
专业公共卫生机构 Specialized Public Health Institutions	11177	11485	11665	11835	11926	12083
其他机构 Other Health Care Institutions	2838	2268	2462	2465	2481	2424

医院数 Number of Hospitals

机构名称 Institution	2005	2008	2009	2010	2011	2012
总计 Total	**18703**	**19712**	**20291**	**20918**	**21979**	**23170**
按经济类型分 By Ownership						
公立医院 Public Hospitals	15483	14309	14051	13850	13539	13384
民营医院 Non-public Hospitals	3220	5403	6240	7068	8440	9786
按医院等级分 By Level						
#三级医院 Third-level Hospitals	946	1192	1233	1284	1399	1624
二级医院 Second-level Hospitals	5156	6780	6523	6472	6468	6566
一级医院 First-level Hospitals	2714	4989	5110	5271	5636	5962
按类别分 By Category						
#综合医院 General Hospitals	12982	13119	13364	13681	14328	15021
中医医院 TCM Hospitals	2620	2688	2728	2778	2831	2889
专科医院 Specialized Hospitals	2682	3437	3716	3956	4283	4665

分等级医院数（2012年）

Number of Hospitals by Grade (2012)

	医院 Hospitals	综合医院 General Hospitals	中医院 TCM Hospitals	专科医院 Specialized Hospitals
总计 Total	**23170**	**15021**	**2889**	**4665**
三级医院 Third-Level Hospitals	1624	995	269	325
#甲等 1st Class Hospitals	989	595	194	173
乙等 2nd Class Hospitals	346	241	66	34
丙等 3rd Class Hospitals	25	19		6
二级医院 Second-Level Hospitals	6566	4172	1608	641
#甲等 1st Class Hospitals	3680	2430	953	233
乙等 2nd Class Hospitals	1857	1207	466	136
丙等 3rd Class Hospitals	75	53	9	8
一级医院 First-Level Hospitals	5962	4635	304	903
未定级医院 Other Hospitals	9018	5219	708	2796

按床位数分组医院数（个）

Number of Hospitals by Grouping of Beds

	2005	2008	2009	2010	2011	2012
医院合计	**18703**	**19712**	**20291**	**20918**	**21979**	**23170**
Total Hospitals						
<100张(Bed)	11156	11725	12083	12394	13137	13814
100～199张(Bed)	3746	3572	3479	3496	3425	3488
200～499张(Bed)	2777	3020	3133	3241	3402	3508
500～799张(Bed)	740	907	1008	1069	1158	1301
≥800张(Bed)	284	488	588	718	857	1059
#综合医院 General Hospitals	12982	13119	13364	13681	14328	15021
<100张(Bed)	7524	7609	7792	7981	8480	8939
100～199张(Bed)	2526	2223	2126	2086	2022	2056
200～499张(Bed)	2060	2153	2165	2203	2250	2211
500～799张(Bed)	620	716	783	802	849	931
≥800张(Bed)	252	418	498	609	727	884
中医医院 TCM Hospitals	2620	2688	2728	2778	2831	2889
<100张(Bed)	1483	1343	1295	1246	1220	1159
100～199张(Bed)	773	832	822	841	790	748
200～499张(Bed)	317	428	499	557	649	762
500～799张(Bed)	37	58	80	97	127	152
≥800张(Bed)	10	27	32	37	45	68

各地区医疗卫生机构数（2012年）

Number of Health Institutions by Region (2012)

地 区 Region	合计 Total	医院 Hospitals	基层医疗卫生机构 Grass-roots Health Care Institutions	专业公共卫生机构 Specialized Public Health Institutions	其他机构 Others
总 计 Total	**950297**	**23170**	**912620**	**12083**	**2424**
东 部 Eastern	343064	8965	328824	4042	1233
中 部 Central	306978	6998	295390	3870	720
西 部 Western	300255	7207	288406	4171	471
北 京 Beijing	9632	573	8837	118	104
天 津 Tianjin	4551	304	4095	95	57
河 北 Hebei	79119	1249	77177	597	96
山 西 Shanxi	40192	1215	38443	457	77
内蒙古 Inner Mongolia	23046	519	22009	447	71
辽 宁 Liaoning	35792	860	34249	497	186
吉 林 Jilin	19734	576	18804	274	80
黑龙江 Heilongjiang	21158	996	19470	634	58
上 海 Shanghai	4845	320	4379	101	45
江 苏 Jiangsu	31050	1426	28888	505	231
浙 江 Zhejiang	30271	782	28939	377	173
安 徽 Anhui	23275	930	21812	446	87
福 建 Fujian	27276	519	26374	307	76

续表 Continued

地 区 Region	合计 Total	医院 Hospitals	基层医疗卫生机构 Grass-roots Health Care Institutions	专业公共卫生机构 Specialized Public Health Institutions	其他机构 Others
江 西 Jiangxi	39509	548	38369	512	80
山 东 Shandong	68840	1549	66462	677	152
河 南 Henan	69258	1285	67252	581	140
湖 北 Hubei	35240	650	34063	438	89
湖 南 Hunan	58612	798	57177	528	109
广 东 Guangdong	46534	1186	44585	661	102
广 西 Guangxi	34152	469	33257	387	39
海 南 Hainan	5154	197	4839	107	11
重 庆 Chongqing	17961	463	17310	167	21
四 川 Sichuan	76557	1542	74215	713	87
贵 州 Guizhou	27404	772	26264	340	28
云 南 Yunnan	23395	926	21887	519	63
西 藏 Tibet	6660	104	6412	142	2
陕 西 Shaanxi	36271	888	34889	387	107
甘 肃 Gansu	26401	403	25631	335	32
青 海 Qinghai	5948	142	5658	145	3
宁 夏 Ningxia	4140	143	3904	83	10
新 疆 Xinjiang	18320	836	16970	506	8

各地区医院数（2012年）

Number of Hosptials by Region (2012)

地 区 Region	合计 Total	按经济类型分 by Ownership		按医院等级分 by Level		
		公立医院 Public Hospitals	民营医院 Non-public Hospitals	三级医院 Third-level Hospitals	二级医院 Second-level Hospitals	一级医院 First-level Hospitals
总 计 Total	**23170**	**13384**	**9786**	**1624**	**6566**	**5962**
东 部 Eastern	8965	4904	4061	757	2282	2525
中 部 Central	6998	4457	2541	468	2170	1855
西 部 Western	7207	4023	3184	399	2114	1582
北 京 Beijing	573	246	327	51	102	350
天 津 Tianjin	304	154	150	35	51	124
河 北 Hebei	1249	783	466	58	410	403
山 西 Shanxi	1215	701	514	49	262	203
内蒙古 Inner Mongolia	519	373	146	38	217	129
辽 宁 Liaoning	860	597	263	103	257	262
吉 林 Jilin	576	354	222	39	202	85
黑龙江 Heilongjiang	996	707	289	80	334	317
上 海 Shanghai	320	171	149	37	112	11
江 苏 Jiangsu	1426	525	901	114	283	630
浙 江 Zhejiang	782	416	366	102	206	21
安 徽 Anhui	930	404	526	41	253	367
福 建 Fujian	519	259	260	57	145	63

续表 Continued

地 区 Region	合计 Total	按经济类型分 by Ownership		按医院等级分 by Level		
		公立医院 Public Hospitals	民营医院 Non-public Hospitals	三级医院 Third-level Hospitals	二级医院 Second-level Hospitals	一级医院 First-level Hospitals
江 西 Jiangxi	548	373	175	51	185	65
山 东 Shandong	1549	809	740	81	384	433
河 南 Henan	1285	917	368	87	403	479
湖 北 Hubei	650	453	197	70	247	140
湖 南 Hunan	798	548	250	51	284	199
广 东 Guangdong	1186	779	407	108	306	203
广 西 Guangxi	469	335	134	51	171	70
海 南 Hainan	197	165	32	11	26	25
重 庆 Chongqing	463	261	202	22	115	86
四 川 Sichuan	1542	721	821	83	406	169
贵 州 Guizhou	772	286	486	43	143	236
云 南 Yunnan	926	412	514	41	230	113
西 藏 Tibet	104	98	6	3	11	44
陕 西 Shaanxi	888	556	332	48	278	181
甘 肃 Gansu	403	307	96	36	170	19
青 海 Qinghai	142	118	24	11	84	0
宁 夏 Ningxia	143	75	68	4	61	35
新 疆 Xinjiang	836	481	355	19	228	500

基层医疗卫生机构数（个）

Number of Grass-roots Health Care Institutions

机构名称 Institution	2005	2008	2009	2010	2011	2012
总计 Total	**849488**	**858015**	**882153**	**901709**	**918003**	**912620**
社区卫生服务中心 Community Health Centers	1382	4036	5216	6903	7861	8182
#政府办 Government-run	691	2386	3126	5900	6569	6500
社区卫生服务站 Community Health Stations	15746	20224	22092	25836	24999	25380
#政府办 Government-run	–	6212	6903	12490	13252	13079
街道卫生院 Sub-district Health Centers	787	780	1152	929	667	610
乡镇卫生院 Township Health Centers	40907	39080	38475	37836	37295	37097
#政府办 Government-run	40003	37887	37333	37217	36850	36667
村卫生室 Village Clinics	583209	613143	632770	648424	662894	653419
门诊部 Outpatient Departments	5895	6975	7639	8291	9218	10134
诊所(医务室) Clinics	201562	173777	174809	173490	175069	177798

各地区基层医疗卫生机构数（2012年）

Number of Grass-roots Health Care Institutions by Region (2012)

地区 Region	合计 Total	社区服务中心(站) Community Health Centers (Stations)	乡镇卫生院 Township Health Centers	村卫生室 Village Clinics	门诊部(所) Clinics
总 计 Total	**912620**	**33562**	**37097**	**653419**	**187932**
东 部 Eastern	328824	20173	9430	223743	75419
中 部 Central	295390	7438	11468	226215	49745
西 部 Western	288406	5951	16199	203461	62768
北 京 Beijing	8837	1846	–	2957	4034
天 津 Tianjin	4095	559	160	2157	1218
河 北 Hebei	77177	1130	1961	64513	9573
山 西 Shanxi	38443	791	1199	28285	7691
内蒙古 Inner Mongolia	22009	1162	1326	14022	5496
辽 宁 Liaoning	34249	1121	999	21245	10860
吉 林 Jilin	18804	353	771	11475	6205
黑龙江 Heilongjiang	19470	776	996	12316	5378
上 海 Shanghai	4379	1013	–	1361	2005
江 苏 Jiangsu	28888	2613	1115	15835	9323
浙 江 Zhejiang	28939	6622	1144	13091	8075
安 徽 Anhui	21812	1948	1384	15306	3173
福 建 Fujian	26374	532	880	19691	5271

续表 Continued

地区 Region	合计 Total	社区服务中心(站) Community Health Centers (Stations)	乡镇卫生院 Township Health Centers	村卫生室 Village Clinics	门诊部(所) Clinics
江西 Jiangxi	38369	611	1582	32369	3802
山东 Shandong	66462	2251	1639	51055	11517
河南 Henan	67252	1135	2072	57112	6933
湖北 Hubei	34063	1220	1165	24976	6668
湖南 Hunan	57177	604	2299	44376	9895
广东 Guangdong	44585	2345	1227	29086	11902
广西 Guangxi	33257	266	1280	23323	8388
海南 Hainan	4839	141	305	2752	1641
重庆 Chongqing	17310	485	933	10642	5241
四川 Sichuan	74215	928	4606	54601	14079
贵州 Guizhou	26264	469	1436	21463	2894
云南 Yunnan	21887	439	1384	13317	6747
西藏 Tibet	6412	9	673	5254	476
陕西 Shaanxi	34889	552	1630	26883	5822
甘肃 Gansu	25631	616	1377	16711	6921
青海 Qinghai	5658	174	405	4314	765
宁夏 Ningxia	3904	107	230	2431	1136
新疆 Xinjiang	16970	744	919	10500	4803

中医类医疗机构数（个）

Number of TCM Institutions

机构名称 Institution	2008	2009	2010	2011	2012
总计 Total	**35056**	**34902**	**36714**	**38224**	**39317**
中医类医院 Hospitals Specialized in TCM	3115	3164	3232	3308	3397
中医医院 TCM Hospitals	2688	2728	2778	2831	2886
中西医结合医院 Hospitals of Integrated Chinese and Western Medicine	236	245	256	277	312
民族医医院 Hospitals of Traditional Ethnic Medicine	191	191	198	200	199
中医类门诊部 Outpatient Departments Specialized in TCM	800	866	937	1113	1215
中医门诊部 TCM Outpatient Departments	613	681	734	848	908
中西医结合门诊部 Outpatient Departments of Integrated Chinese and Western Medicine	179	176	192	253	297
民族医门诊部 Outpatient Departments of Traditional Ethnic Medicine	8	9	11	12	10
中医类诊所 Clinics Specialized in TCM	31086	30823	32496	33756	34645
中医诊所 TCM Clinics	23343	23593	24978	26115	27176
中西医结合诊所 Clinics of Integrated Chinese and Western Medicine	7404	6930	7159	7248	7061
民族医诊所 Clinics of Traditional Ethnic Medicine	339	300	359	393	408
中医类研究机构 Institutions Specialized in TCM Research	55	49	49	47	48
中医(药)研究院(所) TCM Institutions	41	37	36	34	35
中西医结合研究所 Institutions of Integrated Chinese and Western Medicine	4	2	3	3	3
民族医(药)学研究所 Institutions of Traditional Ethnic Medicine	10	10	10	10	10

提供中医服务的基层医疗卫生机构数

Grass-roots Health Care Institutions Providing TCM Services

	2008	2009	2010	2011	2012
提供中医服务的基层医疗卫生机构数(个) Grass-roots Health Care Institutions Providing TCM Services	**669567**	**698553**	**718999**	**733049**	**723089**
社区卫生服务中心 Community Health Centers	4036	5216	6903	7861	8162
社区卫生服务站 Community Health Stations	20224	22092	25836	24999	25365
乡镇卫生院 Township Health Centers	39080	38475	37836	37295	36990
村卫生室 Village Clinics	606227	632770	648424	662894	652572
占同类机构总数的% As % of the Same Type of Institution					
社区卫生服务中心 Community Health Centers	51.7	61.3	65.5	66.6	68.8
社区卫生服务站 Community Health Stations	9.2	21.8	23.0	24.2	24.4
乡镇卫生院 Township Health Centers	44.8	54.7	56.0	57.5	60.0
村卫生室 Village Clinics	29.5	30.3	31.0	31.4	32.4

注：本表按配备中医类别执业(助理)医师的社区卫生服务中心(站)、乡镇卫生院数及以中医、中西医结合、民族医为主的村卫生室统计。

专业公共卫生机构数（个）

Number of Specialized Public Health Institutions

机构名称 Institution	2005	2008	2009	2010	2011	2012
总计 Total	**11177**	**11485**	**11665**	**11835**	**11926**	**12083**
疾病预防控制中心 CDC	3585	3534	3536	3513	3484	3490
专科疾病防治机构 Specialized Disease Prevention & Treatment Institutions	1502	1310	1291	1274	1294	1289
健康教育机构 Health Education Institutions	134	129	137	139	147	160
妇幼保健机构 MCH Institutions	3021	3011	3020	3025	3036	3044
急救中心(站) Emergency Centers (First-Aid Stations)	141	217	245	245	270	295
采供血机构 Institutions for Blood Gathering and Supplying	577	520	526	530	525	531
卫生监督机构 Health Inspection Institutions	1702	2675	2809	2992	3022	3088
计划生育技术服务机构* Institutions for Family Planning Services	515	89	101	117	148	186

注：①2012年另有76个疾控中心和9个其他行政部门承担卫生监督职责；②*指卫生部门主管（不含计生部门）的计划生育技术服务机构。

各地区专业公共卫生机构数（2012年）

Number of Specialized Public Health Institutions by Region (2012)

地 区 Region	合计 Total	疾病预防控制中心 CDC	专科疾病防治机构 Specialized Disease Prevention & Treatment Institutions	妇幼保健机构 MCH Institutions	卫生监督机构 Health Inspection Institutions
总 计 Total	**12083**	**3490**	**1289**	**3044**	**3088**
东 部 Eastern	4042	1072	561	950	960
中 部 Central	3870	1081	527	982	973
西 部 Western	4171	1337	201	1112	1155
北 京 Beijing	118	32	28	19	18
天 津 Tianjin	95	24	17	23	19
河 北 Hebei	597	193	8	185	188
山 西 Shanxi	457	135	10	132	130
内蒙古 Inner Mongolia	447	119	52	117	111
辽 宁 Liaoning	497	130	88	110	118
吉 林 Jilin	274	67	52	69	56
黑龙江 Heilongjiang	634	174	112	146	154
上 海 Shanghai	101	21	20	21	18
江 苏 Jiangsu	505	128	48	110	114
浙 江 Zhejiang	377	100	22	86	103
安 徽 Anhui	446	121	52	118	116
福 建 Fujian	307	96	25	87	82

续表 Continued

地 区 Region	合计 Total	疾病预防控制中心 CDC	专科疾病防治机构 Specialized Disease Prevention & Treatment Institutions	妇幼保健机构 MCH Institutions	卫生监督机构 Health Inspection Institutions
江 西 Jiangxi	512	147	112	113	110
山 东 Shandong	677	182	134	158	155
河 南 Henan	581	180	20	165	168
湖 北 Hubei	438	111	83	100	109
湖 南 Hunan	528	146	86	139	130
广 东 Guangdong	661	138	147	127	122
广 西 Guangxi	387	109	41	103	105
海 南 Hainan	107	28	24	24	23
重 庆 Chongqing	167	42	16	42	40
四 川 Sichuan	713	204	37	200	204
贵 州 Guizhou	340	101	7	96	101
云 南 Yunnan	519	150	30	147	145
西 藏 Tibet	142	82	0	57	2
陕 西 Shaanxi	387	122	6	117	118
甘 肃 Gansu	335	103	6	99	92
青 海 Qinghai	145	56	1	21	55
宁 夏 Ningxia	83	25	0	22	24
新 疆 Xinjiang	506	224	5	91	158

医疗卫生机构床位数（万张）

Number of Beds in Health Care Institutions (10000)

	2005	2008	2009	2010	2011	2012
总计 Total	**335.1**	**403.9**	**441.7**	**478.7**	**516.0**	**572.5**
医院 Hospitals	244.5	288.3	312.1	338.7	370.5	416.1
基层医疗卫生机构 Grass-roots Health Care Institutions	72.6	97.1	110.0	119.2	123.4	132.4
专业公共卫生机构 Specialized Public Health Institutions	12.8	14.7	15.4	16.5	17.8	19.8
其他机构 Other Health Care Institutions	5.2	3.8	4.2	4.3	4.3	4.1

医院床位数（万张）

Number of Beds in Hospitals (10000)

	2005	2008	2009	2010	2011	2012
总计 Total	**244.5**	**288.3**	**312.1**	**338.7**	**370.5**	**416.1**
按经济类型分 By Ownership						
公立医院 Public Hospitals	230.1	261.0	279.3	301.4	324.4	357.9
民营医院 Non-public Hospitals	14.4	27.3	32.8	37.4	46.1	58.2
按医院等级分 By Hospital-level						
#三级医院 Third-level Hospitals	59.4	85.7	94.6	106.5	122.4	147.0
二级医院 Second-level Hospitals	96.4	142.5	150.8	160.1	171.0	182.7
一级医院 First-level Hospitals	12.9	23.3	24.3	25.7	27.7	31.3
按类别分 By Category						
#综合医院 General Hospitals	183.5	211.3	227.1	245.0	267.1	298.0
中医医院 TCM Hospitals	28.8	35.0	38.6	42.4	47.7	54.8
专科医院 Specialized Hospitals	29.2	37.8	41.7	45.9	49.6	55.7

医院分科床位数及构成

Number & Percentage of Hospital Beds by Department

分科 Department	实有数(张) Number of Beds			构成 (%)		
	2005	2010	2012	2005	2010	2012
总计 Total	**2445012**	**3387437**	**4161486**	**100.0**	**100.0**	**100.0**
内科 Internal Medical Department	602268	822981	1032538	24.7	24.3	24.8
外科 Surgical Department	585685	698934	909275	24.0	20.6	21.8
儿科 Pediatric Department	135903	186880	226049	5.6	5.5	5.4
妇产科 Obs. & Gyn. Department	202166	286583	346735	8.3	8.5	8.3
眼科 Ophthalmologic Department	47149	61776	72718	1.9	1.8	1.7
耳鼻咽喉科 ENT Department	36369	48836	61175	1.5	1.4	1.5
口腔科 Stomatologic Department	16078	17904	15630	0.7	0.5	0.4
精神科 Psychiatric Department	130789	197319	234979	5.4	5.8	5.6
传染科 Infectious Disease Department	80643	96283	107170	3.3	2.8	2.6
结核病科 Tuberculosis Department	18103	19670	20713	0.7	0.6	0.5
肿瘤科 Oncology Department	69764	122215	152570	2.9	3.6	3.7
中医科 TCM Department	314536	451859	591269	12.9	13.3	14.2
其他 Others	205559	376197	390665	8.4	11.1	9.4

基层医疗卫生机构床位数（张）

Number of Beds in Grass-roots Health Care Institutions

	2005	2008	2009	2010	2011	2012
总计 Total	**725732**	**971002**	**1099791**	**1192242**	**1233721**	**1324270**
社区卫生服务中心 Community Health Centers	25018	76317	101448	137628	157322	163556
#政府办 Government-run	20882	58956	75881	116569	129902	130291
社区卫生服务站 Community Health Stations	–	21719	29811	31186	29810	39654
#政府办 Government-run	–	7172	9368	9663	7362	6324
街道卫生院 Sub-district Health Centers	11678	18527	26465	19746	10961	10552
乡镇卫生院 Township Health Centers	678240	846856	933424	994329	1026251	1099262
#政府办 Government-run	661441	824683	909065	978983	1014312	1087286
门诊部 Outpatient Departments	10796	7490	8514	9233	9258	11116

各地区医疗卫生机构床位数（2012年）

Number of Beds in Health Institutions by Region (2012)

地 区 Region	床位总数(张) Number of Beds	医院 Hospitals	公立医院 Public Hospitals	每千人口医疗卫生机构床位数 Beds per 1000 Population
总 计 Total	**5724775**	**4161486**	**3579309**	**4.24**
东 部 Eastern	2323857	1772865	1516201	4.16
中 部 Central	1791308	1258740	1113903	4.21
西 部 Western	1609610	1129881	949205	4.42
北 京 Beijing	100167	92610	76350	4.84
天 津 Tianjin	53509	44798	38273	3.79
河 北 Hebei	284359	203324	177462	3.90
山 西 Shanxi	165309	119856	103221	4.58
内蒙古 Inner Mongolia	110788	82244	74732	4.45
辽 宁 Liaonin	230962	185573	166555	5.26
吉 林 Jilin	127756	100183	86183	4.64
黑龙江 Heilongjiang	178210	141239	127412	4.65
上 海 Shanghai	109784	90151	81717	4.61
江 苏 Jiangsu	333118	255853	195819	4.21
浙 江 Zhejiang	213286	180722	156059	3.89
安 徽 Anhui	222315	157827	124790	3.71
福 建 Fujian	139341	102011	89423	3.72

续表 Continued

地 区 Region	床位总数(张) Number of Beds	医院 Hospitals	公立医院 Public Hospitals	每千人口医疗卫生机构床位数 Beds per 1000 Population
江 西 Jiangxi	163721	103184	91655	3.64
山 东 Shandong	473768	322007	273729	4.89
河 南 Henan	393993	274540	249518	4.19
湖 北 Hubei	252991	173784	158044	4.38
湖 南 Hunan	287013	188127	173080	4.32
广 东 Guangdong	355274	272873	238854	3.35
广 西 Guangxi	168691	107350	100884	3.60
海 南 Hainan	30289	22943	21960	3.42
重 庆 Chongqing	130813	86140	72561	4.44
四 川 Sichuan	390147	257333	204411	4.83
贵 州 Guizhou	139211	96903	70141	4.00
云 南 Yunnan	194707	143528	110650	4.18
西 藏 Tibet	8352	5385	4942	2.72
陕 西 Shaanxi	169230	126889	110057	4.51
甘 肃 Gansu	112296	76444	71069	4.36
青 海 Qinghai	26018	20654	18924	4.54
宁 夏 Ningxia	27765	23937	21037	4.29
新 疆 Xinjiang	131592	103074	89797	5.89

中医类医疗机构床位数（张）

Number of Beds in TCM Institutions

机构名称 Institution	2008	2009	2010	2011	2012
总计 Total	**446848**	**495605**	**548726**	**618205**	**705728**
中医类医院 Hospitals Specialized in TCM	386941	426930	471289	529349	612752
中医医院 TCM Hospitals	350257	385612	424244	477078	547942
中西医结合医院 Hospitals of Integrated Chinese & Western Medicine	27990	31015	35234	38787	49844
民族医医院 Hospitals of Traditional Ethnic Medicine	8694	10303	11811	13484	14966
中医类门诊部 Outpatient Departments Specialized in TCM	402	533	596	622	805
中医门诊部 TCM Outpatient Departments	241	395	407	427	423
中西医结合门诊部 Outpatient Departments of Integrated Chinese & Western Medicine	155	134	185	191	363
民族医门诊部 Outpatient Departments of Traditional Ethnic Medicine	6	4	4	4	19
其他中医类临床科室 Other Clinical Department of TCM	59505	68142	76841	88234	92171

注：中医类临床科室包括中医科各专业、中西医结合科、民族医学科。

Note: Clinical Departments of TCM include departments of TCM,Integrated Chinese and Western Medicine,and traditional ethnic medicine.

卫生人员数（万人）

Number of Health Personnel (10000)

指标 Indictor	2005	2008	2009	2010	2011	2012
总计 Total	**644.7**	**725.2**	**778.1**	**820.8**	**861.6**	**911.6**
卫生技术人员 Health Technical Personnel	456.4	517.4	553.5	587.6	620.3	667.6
执业(助理)医师 Physicians & Physician Assistants	204.2	220.2	232.9	241.3	246.6	261.6
#执业医师 Physicians	162.3	179.2	190.5	197.3	202.0	213.9
注册护士 Registered Nurses	135.0	167.8	185.5	204.8	224.4	249.7
药剂师(士) Pharmacists	31.1	33.1	34.2	35.4	36.4	37.7
技师(士) Laboratory Technicians	26.9	30.5	32.3	33.9	34.8	36.4
其他 Other Health Technical Personnel	59.3	65.9	68.6	72.2	78.1	81.2
乡村医生和卫生员 Village Doctors & Assistants	91.7	93.8	105.1	109.2	112.6	109.4
#乡村医生 Village Doctors	86.4	89.4	99.5	103.2	106.1	102.3
其他技术人员 Other Technical Personnel	22.6	25.5	27.5	29.0	30.6	31.9
管理人员 Administrative Staffs	31.3	35.7	36.3	37.1	37.5	37.3
工勤技能人员 Logistics Technical Workers	42.8	52.7	55.8	57.9	60.6	65.4

注: ①2008年起，卫生人员包括返聘本单位半年以上人员；②卫生 技术人员包括取得“卫生监督员证书”的公务员。以下各表同。

Note: ①Health personnel re-employed for more than six months are included since 2008; ②Health technical personnel include sanitation supervisors in public servants.The same applies to the related tables following.

各地区卫生人员数（2012年）

Number of Health Personnel by Region (2012)

地 区 Region	人员数 Personnel	卫生技术人员 Health Technical Personnel	执业(助理)医师 Physicians & Physician Assistants	注册护士 Registered Nurses
总 计 Total	**9115705**	**6675549**	**2616064**	**2496599**
东 部 Eastern	3950917	2978014	1174399	1128795
中 部 Central	2783467	1974774	779643	743178
西 部 Western	2374321	1715761	662022	624626
北 京 Beijing	253164	196234	74380	79534
天 津 Tianjin	104201	77076	30690	27621
河 北 Hebei	463283	314933	142989	101988
山 西 Shanxi	279466	199601	87319	70337
内蒙古 Inner Mongolia	183875	139876	59528	46774
辽 宁 Liaoning	329679	246808	100972	98036
吉 林 Jilin	196395	144065	61400	50975
黑龙江 Heilongjiang	270687	201155	78589	70073
上 海 Shanghai	183416	147807	55797	63245
江 苏 Jiangsu	519709	395961	157902	155247
浙 江 Zhejiang	400094	329565	129973	121313
安 徽 Anhui	334842	236188	92061	95046
福 建 Fujian	236756	176074	66740	71124

续表 Continued

地 区 Region	人员数 Personnel	卫生技术人员 Health Technical Personnel	执业(助理)医师 Physicians & Physician Assistants	注册护士 Registered Nurses
江 西 Jiangxi	259552	179705	67077	72055
山 东 Shandong	738868	530082	200465	191721
河 南 Henan	652564	428508	167608	156041
湖 北 Hubei	386415	288695	109149	115745
湖 南 Hunan	403546	296857	116440	112906
广 东 Guangdong	662462	518414	198966	199534
广 西 Guangxi	303759	220761	78043	85515
海 南 Hainan	59285	45060	15525	19432
重 庆 Chongqing	184055	131658	51990	49823
四 川 Sichuan	549023	389440	162877	139810
贵 州 Guizhou	191079	129772	49179	48646
云 南 Yunnan	233361	166764	68466	60755
西 藏 Tibet	21558	9336	4043	1732
陕 西 Shaanxi	293775	216293	69471	79390
甘 肃 Gansu	151899	111609	42956	37202
青 海 Qinghai	40831	29311	11918	10026
宁 夏 Ningxia	44021	34250	13011	12504
新 疆 Xinjiang	177085	136691	50540	52449

卫生技术人员数(万人)

Number of Health Technical Personnel (10000)

指标 Indictor	2005	2008	2009	2010	2011	2012
卫生技术人员数 Health Technical Personnel	**456.4**	**517.4**	**553.5**	**587.6**	**620.3**	**667.6**
城市 Urban	209.6	253.3	274.0	295.5	313.1	339.3
农村 Rural	246.8	264.2	279.5	291.1	306.1	327.5
#执业(助理)医师 Physicians & Physician Assistants	204.2	220.2	232.9	241.3	246.6	261.6
城市 Urban	88.8	101.5	108.6	115.2	119.1	126.8
农村 Rural	115.4	118.7	124.4	126.1	127.5	134.8
#执业医师 Physicians	155.6	179.2	190.5	197.3	202.0	213.9
城市 Urban	80.5	93.0	99.8	106.2	110.1	117.5
农村 Rural	75.1	86.2	90.8	91.1	91.9	96.4
注册护士 Registered Nurses	135.0	167.8	185.5	204.8	224.4	249.7
城市 Urban	75.7	96.5	108.2	120.0	130.4	145.0
农村 Rural	59.3	71.3	77.2	84.8	94.0	104.7

注：城市包括直辖市和地级市所辖区，农村包括县及县级市。

Note: Urban areas include municipalities, districts under the Jurisdiction of cities, and cities at county level. Rural areas include counties and cities at county-level.

每千人口卫生技术人员数

Number of Health Technical Personnel per 1000 Population

指标 Indictor	2005	2008	2009	2010	2011	2012
卫生技术人员(人) Health Technical Personnel	**3.50**	**3.90**	**4.15**	**4.39**	**4.61**	**4.94**
城市 Urban	5.82	6.68	7.15	7.62	7.77	8.55
农村 Rural	2.69	2.80	2.94	3.04	3.20	3.41
执业(助理)医师 Physicians & Physician Assistants	1.56	1.66	1.75	1.80	1.83	1.94
城市 Urban	2.46	2.68	2.83	2.97	2.95	3.19
农村 Rural	1.26	1.26	1.31	1.32	1.33	1.40
#执业医师 Physicians	1.19	1.35	1.43	1.47	1.50	1.58
城市 Urban	2.23	2.45	2.60	2.74	2.73	2.96
农村 Rural	0.82	0.92	0.96	0.95	0.96	1.00
注册护士 Registered Nurses	1.03	1.27	1.39	1.53	1.67	1.85
城市 Urban	2.10	2.54	2.82	3.09	3.23	3.65
农村 Rural	0.65	0.76	0.81	0.89	0.98	1.09

注：总计以常住人口为分母,城市、农村以户籍人口为分母。

Note：Total population used in this table are resident population，urban and rural population are registered population.

各地区每千人口卫生人员数（2012年）

Number of Health Personnel per 1000 Population by Region (2012)

地 区 Region	每千人口 Per 1000 Population		每万人口公共卫生人员数 Public Health workers Per 10000 Population
	执业(助理)医师 Physicians & Physician Assistants	注册护士 Registered Nurses	
总 计 Total	**1.94**	**1.85**	4.94
东 部 Eastern	2.10	2.02	4.73
中 部 Central	1.83	1.75	5.13
西 部 Western	1.82	1.71	4.88
北 京 Beijing	3.59	3.84	6.60
天 津 Tianjin	2.17	1.95	4.88
河 北 Hebei	1.96	1.40	4.69
山 西 Shanxi	2.42	1.95	5.54
内蒙古 Inner Mongolia	2.39	1.88	6.95
辽 宁 Liaoning	2.30	2.23	5.13
吉 林 Jilin	2.23	1.85	5.80
黑龙江 Heilongjiang	2.05	1.83	6.04
上 海 Shanghai	2.34	2.66	4.81
江 苏 Jiangsu	1.99	1.96	3.32
浙 江 Zhejiang	2.37	2.21	4.55
安 徽 Anhui	1.54	1.59	3.09
福 建 Fujian	1.78	1.90	4.27

续表 Continued

地 区 Region	每千人口 Per 1000 Population		每万人口公共卫生人员数 Public Health workers Per 10000 Population
	执业(助理)医师 Physicians & Physician Assistants	注册护士 Registered Nurses	
江 西 Jiangxi	1.49	1.60	4.95
山 东 Shandong	2.07	1.98	4.74
河 南 Henan	1.78	1.66	5.69
湖 北 Hubei	1.89	2.00	5.31
湖 南 Hunan	1.75	1.70	5.13
广 东 Guangdong	1.88	1.88	5.41
广 西 Guangxi	1.67	1.83	6.60
海 南 Hainan	1.75	2.19	5.88
重 庆 Chongqing	1.77	1.69	3.30
四 川 Sichuan	2.02	1.73	4.13
贵 州 Guizhou	1.41	1.40	3.52
云 南 Yunnan	1.47	1.30	4.10
西 藏 Tibet	1.31	0.56	4.61
陕 西 Shaanxi	1.85	2.12	5.78
甘 肃 Gansu	1.67	1.44	4.69
青 海 Qinghai	2.08	1.75	5.17
宁 夏 Ningxia	2.01	1.93	5.71
新 疆 Xinjiang	2.26	2.35	5.90

卫生技术人员年龄学历及技术职务构成（2012年）

Percentage of Health Technical Personnel by Age, Educational-Level, and Technical Position (2012)

分组 Group	合计 Total	医院 Hospitals	社区卫生服务中心 Community Health Centers	乡镇卫生院 Township Health Centers	疾病预防控制中心 CDC
构成（%）	**100.0**	**100.0**	**100.0**	**100.0**	**100.0**
按年龄分 By Age Group					
25岁以下	8.7	10.3	6.6	7.3	1.3
25～34	35.6	38.5	33.6	34.2	23.9
35～44	29.2	27.2	32.1	36.0	33.8
45～54	17.3	17.1	17.3	14.8	29.3
55～59	5.2	4.4	6.5	5.1	9.5
60+	4.0	2.5	3.8	2.7	2.2
按学历分 By Educational Level					
研究生 Postgraduate	3.7	5.4	0.7	0.0	3.6
大学Undergraduate	23.0	28.8	19.3	6.1	25.8
大专 Junior College	37.6	37.9	40.9	35.7	37.7
中专 Secondary Technical School	32.3	25.8	34.1	51.3	28.7
高中及以下 Senior Secondary School and Below	3.4	2.1	5.0	6.8	4.3
按技术职务分 By Technical Position					
高级 Senior	7.5	9.7	4.1	0.9	9.4
中级 Intermediate	23.2	25.0	24.1	13.5	34.2
初级 Junior	60.5	56.6	64.2	75.0	50.5
未聘 Others	8.8	8.7	7.7	10.7	6.0

执业（助理）医师年龄学历及技术职务构成（2012年）

Percentage of Physicians and Physician Assistants by Age, Educational-Level, and Technical Position (2012)

分组 Group	合计 Total	医院 Hospitals	社区卫生服务中心 Community Health Centers	乡镇卫生院 Township Health Centers	疾病预防控制中心 CDC
构成（%）	**100.0**	**100.0**	**100.0**	**100.0**	**100.0**
按年龄分 By Age Group					
25岁以下	0.2	0.2	0.2	0.3	0.1
25～34	30.8	35.3	29.3	29.8	19.5
35～44	34.4	33.0	37.3	42.7	33.3
45～54	19.4	19.7	17.8	16.5	31.5
55～59	7.5	6.4	9.0	7.0	12.4
60+	7.8	5.4	6.5	3.6	3.2
按学历分 By Educational Level					
研究生 Postgraduate	8.1	13.2	1.5	0.1	4.1
大学Undergraduate	37.3	50.6	31.7	9.9	30.1
大专 Junior College	31.8	25.2	41.0	42.3	35.9
中专 Secondary Technical School	20.5	10.1	22.2	43.0	26.8
高中及以下 Senior Secondary School and Below	2.3	0.9	3.6	4.7	3.2
按技术职务分 By Technical Position					
高级 Senior	15.4	21.9	7.9	1.8	12.5
中级 Intermediate	29.3	31.0	31.9	19.6	39.2
初级 Junior	50.1	41.6	56.1	73.7	44.8
未聘 Others	5.1	5.5	4.2	4.9	3.5

各类别执业（助理）医师数（2012年）

Physicians & Physician Assistants by Practicing Category (2012)

	合计 Total	执业医师 Physicians	执业助理医师 Physician Assistants
人数 Number (10000)	**261.6**	**213.9**	**47.7**
临床类别 Clinical	202.3	164.9	37.4
中医类别 Chinese Medicine	36.8	31.1	5.7
口腔类别 Stomatology	11.6	9.4	2.3
公共卫生类别 Public Health	10.8	8.5	2.3
构成(%)	**100.0**	**100.0**	**100.0**
临床类别 Clinical	77.3	77.1	78.4
中医类别 Chinese Medicine	14.1	14.5	12.0
口腔类别 Stomatology	4.4	4.4	4.7
公共卫生类别 Public Health	4.1	4.0	4.9

全科医生数（2012年）

Number of General Practitioners (2012)

	合计 Total	注册为全科医学专业的人数 General Practioners	取得全科医生培训合格证的人数 Obtained General Practitioner
人数 Number	**109794**	**37173**	**72621**
#医院 Hospitals	21074	5817	15257
社区服务中心(站) Community Health Centers and Stations	47863	18502	29361
乡镇卫生院 Township Health Centers	38557	12304	26253

注：全科医生数指注册为全科医学专业或取得全科医生培训合格证的执业(助理)医师数之和。

Note: Number of General Practitioners includes physicians & physician assistants registered as general practitioner and those obtained training certificates.

分科医师构成（%）

Percentage of Physicians by Department

科别 Department	2005	2010	2012
总计 Total	**100.0**	**100.0**	**100.0**
内科 Internal Medical Department	18.4	21.2	23.4
外科 Surgical Department	11.8	12.1	13.2
儿科 Pediatric Department	3.8	4.8	4.0
妇产科 Obs. & Gyn. Department	10.1	10.1	9.6
眼科 Ophthalmologic Department	1.1	1.2	1.3
耳鼻咽喉科 ENT Department	1.4	1.4	1.4
口腔科 Stomatologic Department	3.1	4.3	4.6
精神科 Psychiatric Department	1.2	1.3	1.0
传染科 Infectious Disease Department	2.2	1.1	0.7
结核病科 Tuberculosis Department	0.5	0.4	0.3
皮肤病科 Dermatological Department	0.9	0.9	0.9
肿瘤科 Oncology Department	0.9	1.1	0.8
影像科 Radiological Department	4.1	5.6	6.7
中医科 TCM Department	12.9	15.4	11.7
其他 Others	27.6	19.3	20.5

注：医师指执业(助理）医师。

Note: Physicians refer to physicians and physician assistants.

各类医疗卫生机构人员数（万人）

Number of Personnel in Health Care Institutions (10000)

	2005	2008	2009	2010	2011	2012
医院卫生人员 Health Personnel of Hospitals	**318.2**	**371.5**	**395.8**	**422.7**	**452.7**	**493.7**
#卫生技术人员 Health Technical Personnel	253.6	298.5	320.0	343.8	370.6	405.8
#执业(助理)医师 Physicians and Physician Assistants	100.4	113.1	119.9	126.1	130.7	140.4
注册护士 Registered Nurses	97.8	119.8	132.8	146.9	162.8	183.0
基层医疗卫生机构卫生人员 Health Personnel of Grass-roots Health Care Institutions	**265.9**	**274.5**	**315.2**	**328.2**	**337.5**	**343.7**
#卫生技术人员 Health Technical Personnel	157.9	167.2	183.3	191.4	196.2	205.2
#执业(助理)医师 Physicians and Physician Assistants	81.1	84.6	92.8	94.9	96.0	101.0
注册护士 Registered Nurses	29.1	37.5	42.2	46.7	49.3	52.8
专业公共卫生机构卫生人员 Health Personnel of Specialized Public Health Institutions	**53.2**	**58.1**	**61.1**	**62.5**	**64.1**	**66.7**
#卫生技术人员 Health Technical Personnel	41.1	44.9	47.6	48.7	49.8	52.9

医院卫生人员数（2012年）

Number of Health Personnel in Hospitals (2012)

机构名称 Institution	卫生人员（人） Health Personnel	卫生技术人员 Health Technical Personnel	执业(助理)医师 Physicians and Physician Assistants	注册护士 Registered Nurses
总计 Total	**4937468**	**4057640**	**1403797**	**1830202**
按经济类型分 By Ownership				
公立医院 Public Hospitals	4282055	3555279	1225831	1626030
民营医院 Non-public Hospitals	655413	502361	177966	204172
按医院等级分 By Level				
#三级医院 Third-levell Hospitals	1917433	1590060	529762	783535
二级医院 Second-level Hospitals	2119506	1764846	613100	776460
一级医院 First-level Hospitals	332563	264657	101952	98874
按类别分 By Category				
#综合医院 General Hospitals	3639529	3014329	1034055	1388517
中医医院 TCM Hospitals	655925	549196	205898	213526
专科医院 Specialized Hospitals	561607	429366	139466	201920

基层医疗卫生机构人员数（2012年）

Number of Health Personnel in Grass-roots Health Care Institutions (2012)

机构名称 Institution	卫生人员（人） Health Personnel	卫生技术人员 Health Technical Personnel	执业(助理)医师 Physicians & Physician Assistants	注册护士 Registered Nurses
总计 Total	**3437172**	**2051751**	**1009567**	**528178**
社区卫生服务中心 Community Health Centers	346816	292362	124634	95023
#政府办 Government-run	291460	245694	105652	77554
社区卫生服务站 Community Health Stations	107344	94590	42780	33629
#政府办 Government-run	24994	22329	9049	7054
街道卫生院 Sub-district Health Centers	11226	9578	4244	2683
乡镇卫生院 Township Health Centers	1204996	1017096	423350	247355
#政府办 Government-run	1194839	1009371	420031	245283
村卫生室 Village Clinics	1242860	148441	131506	16935
门诊部 Outpatient Departments	118686	99239	49608	30467
诊所(医务室) Clinics	405244	390445	233445	102086

注：本表村卫生室执业(助理)医师和注册护士数不含乡镇卫生院设点数字。

Note: Data for clinic physicians (assistants) and registered nurses in village clinics do not include the number of branches of township health centers.

社区卫生服务中心（站）及床位、人员数

Number of Community Health Centers (Stations), Beds and Personnel

指标 Indictor	2005	2008	2009	2010	2011	2012
街道数(个) Sub-districts	6152	6524	6686	6923	7194	7282
社区卫生服务中心(个) Community Health Centers	1382	4036	5216	6903	7861	8182
床位数(张) Beds	25018	76317	101448	137628	157322	163556
人员数(人) Personnel	44426	149515	205996	282825	328676	346816
#卫生技术人员 Health Technical Personnel	36730	123568	171497	236966	276252	292362
#执业(助理)医师 Physicians and Physician Assistants	17220	54216	74861	103046	117608	124634
社区卫生服务站(个) Community Health Stations	15746	20224	22092	25836	24999	25380
#卫生技术人员(人) Health Technical Personnel	59138	61512	78938	94356	91720	94590
# 执业(助理)医师 Physicians and Physician Assistants	22744	28208	34873	41179	40946	42780

农村乡镇卫生院及床位、人员数

Number of Township Health Centers, Beds and Personnel

指标 Indictor	2005	2008	2009	2010	2011	2012
乡镇数 Towns and Townships	35509	34301	34170	33981	33270	33162
机构数(个) Township Health Centers	40907	39080	38475	37836	37295	37097
床位数(张) Beds	678240	846856	933424	994329	1026251	1099262
人员数(人) Personnel	1012006	1074900	1131052	1151349	1165996	1204996
#卫生技术人员 Health Technical Personnel	870500	903725	949955	973059	981227	1017096
#执业(助理)医师 Physicians and Physician Assistants	398848	405023	418943	422648	408587	423350
注册护士 Registered Nurses	164412	187544	202663	217693	230339	247355
平均每院床位数 Beds per Center	16.6	21.7	24.3	26.3	27.5	29.7
平均每院人员数 Personnel per Center	24.7	27.5	29.4	30.4	31.3	32.6
#卫生技术人员 Health Technical Personnel	21.3	23.1	24.7	25.7	26.3	27.5
#执业(助理)医师 Physicians and Physician Assistants	9.8	10.4	10.9	11.2	11.0	11.4
注册护士 Registered Nurses	4.0	4.8	5.3	5.8	6.2	6.7
每千农业人口乡镇卫生院床位数 Beds per 1000 Rural Population	0.78	0.96	1.05	1.12	1.16	1.25
每千农业人口乡镇卫生院人员数 Personnel per 1000 Rural Population	1.16	1.22	1.28	1.30	1.32	1.37

各地区农村乡镇卫生院及床位、人员数（2012年）

Number of Township Health Centers, Beds and Personnel by Region (2012)

地 区 Region	机构数(个) Centers	床位数(张) Beds	人员数(人) Personnel	每千农业人口 Per 1000 Rural Population 床位 Beds	人员 Personnel	乡镇数(个) Towns & Townships
总 计 Total	**37097**	**1099262**	**1204996**	**1.25**	**1.37**	**33162**
东 部 Eastern	9430	349062	437586	1.29	1.62	8613
中 部 Central	11468	381098	413244	1.17	1.27	10221
西 部 Western	16199	369102	354166	1.31	1.26	14328
北 京 Beijing	–	–	–	–	–	182
天 津 Tianjin	160	4098	5112	1.09	1.36	134
河 北 Hebei	1961	59469	55225	1.18	1.10	1959
山 西 Shanxi	1199	28378	24910	1.22	1.07	1196
内蒙古 Inner Mongolia	1326	17502	20075	1.21	1.39	767
辽 宁 Liaoning	999	28057	25118	1.36	1.22	885
吉 林 Jilin	771	18241	24760	1.27	1.73	618
黑龙江 Heilongjiang	996	20500	23221	1.05	1.19	894
上 海 Shanghai	–	–	–	–	–	110
江 苏 Jiangsu	1115	51760	69497	1.56	2.09	932
浙 江 Zhejiang	1144	14781	44723	0.45	1.36	929
安 徽 Anhui	1384	48289	48297	0.91	0.91	1257
福 建 Fujian	880	27282	30464	1.16	1.29	929

续表 Continued

地 区 Region	机构数 (个) Centers	床位数 (张) Beds	人员数 (人) Personnel	每千农业人口 Per 1000 Rural Population		乡镇数 (个) Towns & Townships
				床位 Beds	人员 Personnel	
江 西 Jiangxi	1582	40902	44381	1.16	1.26	1398
山 东 Shandong	1639	107580	119531	1.94	2.15	1207
河 南 Henan	2072	91155	100952	1.07	1.19	1841
湖 北 Hubei	1165	55753	70143	1.38	1.74	934
湖 南 Hunan	2299	77880	76580	1.41	1.38	2083
广 东 Guangdong	1227	50605	78467	1.23	1.90	1142
广 西 Guangxi	1280	49331	58445	1.13	1.34	1126
海 南 Hainan	305	5430	9449	0.97	1.69	204
重 庆 Chongqing	933	34560	31426	1.71	1.55	824
四 川 Sichuan	4606	111514	93266	1.69	1.42	4380
贵 州 Guizhou	1436	33148	26113	0.96	0.76	1439
云 南 Yunnan	1384	39833	27200	1.13	0.77	1243
西 藏 Tibet	673	2573	2594	1.00	1.01	683
陕 西 Shaanxi	1630	29162	37551	1.18	1.52	1216
甘 肃 Gansu	1377	22819	27436	1.16	1.39	1228
青 海 Qinghai	405	4072	4983	1.13	1.38	366
宁 夏 Ningxia	230	2598	4275	0.65	1.07	193
新 疆 Xinjiang	919	21990	20802	1.73	1.63	863

村卫生室及人员数

Number of Village Clinics and Personnel

指标 Indictor	2005	2008	2009	2010	2011	2012
行政村数(个) Villages	629079	600914	599127	594658	589874	588475
#设卫生室的村数 Villages with Clinic	583209	535822	541484	548757	551141	548789
占行政村% As % of Villages	85.8	89.2	90.4	92.3	93.4	93.3
村卫生室数(个) Village Clinics	583209	613143	632770	648424	662894	653419
村办 Set-up by Villages	313633	342692	350515	365153	372661	370099
乡卫生院设点 Branch of THC	32396	40248	45434	49678	56128	58317
联营 Joint	38561	31698	31035	32650	33639	32278
私人办 Private	180403	180157	183699	177080	175747	167025
其他 Others	18216	18348	22087	23863	24719	25700
人员总数(人) Personnel	1020395	1082753	1233505	1292410	1350222	1371592
执业(助理)医师 Physicians & Physician Assistants	103863	119646	158355	173275	193277	232826
注册护士 Registered Nurses		24794	24159	27272	30502	44347
乡村医生 Village Doctors	864168	893535	995449	1031828	1060548	1022869
卫生员 Health Workers	52364	44778	55542	60035	65895	71550
平均每个村卫生室人员 Personnel per Village	1.62	1.80	2.09	2.17	2.29	2.33
每千农业人口村卫生室人员数 Personnel per 1000 Rural Population	1.17	1.23	1.42	1.46	1.53	1.56

注：本表执业(助理)医师和注册护士数包括乡镇卫生院设点数字。

Note: Physicians and assistant physicians and registered nurses in the table include the figure of branches of twonship health centers.

各地区村卫生室及人员数（2012年）

Number of Village Clinics and Personnel by Region (2012)

地 区 Region	村委会(个) Villages	村卫生室(个) Village Clinics	设卫生室的村占总村数% Proportion of Villages with Clinic	村卫生室人员数 Village Personnel	乡村医生数 Village Doctors	平均每村卫生室人员数 Personnel per Village
总 计 Total	**588475**	**653419**	**93.3**	**1371592**	**1022869**	**2.33**
东 部 Eastern	221196	223743	82.3	475521	357970	2.15
中 部 Central	192972	226215	99.7	508089	379631	2.63
西 部 Western	174307	203461	99.9	387982	285268	2.23
北 京 Beijing	3940	2957	75.1	4225	3614	1.07
天 津 Tianjin	3782	2157	57.0	5930	4702	1.57
河 北 Hebei	48721	64513	100.0	107314	81455	2.20
山 西 Shanxi	28127	28285	100.0	49852	38998	1.77
内蒙古 Inner Mongolia	11296	14022	100.0	23681	18065	2.10
辽 宁 Liaoning	11416	21245	100.0	33948	26105	2.97
吉 林 Jilin	9109	11475	100.0	23161	18310	2.54
黑龙江 Heilongjiang	8988	12316	100.0	31778	24349	3.54
上 海 Shanghai	1613	1361	84.4	3950	717	2.45
江 苏 Jiangsu	15173	15835	100.0	62121	43292	4.09
浙 江 Zhejiang	28798	13091	45.5	20125	9127	0.70
安 徽 Anhui	15054	15306	100.0	69885	50194	4.64
福 建 Fujian	14435	19691	100.0	34503	27536	2.39

续表 Continued

地区 Region	村委会(个) Villages	村卫生室(个) Village Clinics	设卫生室的村占总村数% Proportion of Villages with Clinic	村卫生室人员数 Village Personnel	乡村医生数 Village Doctors	平均每村卫生室人员数 Personnel per Village
江　西 Jiangxi	16961	32369	100.0	58027	47720	3.42
山　东 Shandong	71570	51055	71.3	150769	128205	2.11
河　南 Henan	47140	57112	100.0	158406	114475	3.36
湖　北 Hubei	25575	24976	97.7	55400	41661	2.17
湖　南 Hunan	42018	44376	100.0	61580	43924	1.47
广　东 Guangdong	19180	29086	100.0	48578	30750	2.53
广　西 Guangxi	14345	23323	100.0	45400	33874	3.16
海　南 Hainan	2568	2752	100.0	4058	2467	1.58
重　庆 Chongqing	8467	10642	100.0	30010	22182	3.54
四　川 Sichuan	46604	54601	100.0	95420	68936	2.05
贵　州 Guizhou	18099	21463	100.0	42519	27302	2.35
云　南 Yunnan	12292	13317	100.0	39751	32783	3.23
西　藏 Tibet	5259	5254	99.9	10326	7819	1.96
陕　西 Shaanxi	26890	26883	100.0	45023	34307	1.67
甘　肃 Gansu	16053	16711	100.0	26371	19471	1.64
青　海 Qinghai	4170	4314	100.0	8832	5806	2.12
宁　夏 Ningxia	2231	2431	100.0	4299	3175	1.93
新　疆 Xinjiang	8601	10500	100.0	16350	11548	1.90

中医药人员数

Number of Health Personnel of TCM

	2008	2009	2010	2011	2012
中医药人员总数(万人)	**35.3**	**37.8**	**40.4**	**42.0**	**47.7**
Total Health Personnel of TCM(10000)					
中医类别执业(助理)医师	25.3	27.3	29.4	30.9	35.7
TCM Physicians (Assistants)					
见习中医师	1.1	1.2	1.3	1.1	1.2
Practice TCM Physicians (Assistants)					
中药师(士)	8.9	9.3	9.7	10.0	10.8
TCM Pharmacists					
占同类人员总数的%					
As a % of the Same Type of Personnel					
中医类别执业(助理)医师	11.6	12.4	12.2	12.5	14.4
TCM Physicians (Assistants)					
见习中医师	9.6	9.9	9.9	6.2	6.7
Practice TCM Physicians (Assistants)					
中药师(士)	26.8	27.3	27.4	27.5	28.5
TCM Pharmacists					

专业公共卫生机构人员数（2012年）

Number of Personnel in Specialized Public Health Institutions (2012)

机构名称 Institution	卫生人员 Health Personnel	卫生技术人员 Health Technical Personnel	执业(助理)医师 Physicians & Physician Assistants	注册护士 Registered Nurses
总计 Total	**667299**	**528825**	**188960**	**129360**
疾病预防控制中心 CDC	193196	141261	72342	12199
专科疾病防治机构 Specialized Disease Prevention & Treatment Institutions	49614	37777	16404	10548
健康教育机构 Health Education Institutions	1679	765	353	71
妇幼保健机构 MCH Centers	285180	235741	91335	94065
急救中心(站) Emergency Centers (First-Aid Stations)	13016	6852	3078	2730
采供血机构 Institutions for Blood Gathering & Supplying	29853	20654	3578	9031
卫生监督机构 Health Inspection Institutions	90330	82476	–	–
计划生育技术服务机构* Institutions for Family Planning Service	4431	3299	1870	716

注：①2011年、2012年每万人口公共卫生人员分别为4.77人、4.94人；②*指卫生部门主管(不含计生部门)的计划生育技术服务机构。

Note: Public health worker per 10000 population in 2011 and 2012 are 4.77 & 4.94.

疾病预防控制中心及人员数

Number of Centers for Disease Control & Prevention and Personnel

	机构数(个) CDC	人员数(人) Personnel	卫生技术人员(人) Health Technical Personnel	执业(助理)医师(人) Physicians and Physician Assistants
2005	3585	206485	158450	91943
2008	3534	197106	148519	81736
2009	3536	196687	148450	80796
2010	3513	195467	147347	78608
2011	3484	194593	145198	74239
2012	3490	193196	141261	72342
省属 Provincial CDC	31	11309	7580	3581
地级市属 CDC of Prefecture Cities	406	42145	31023	16757
县级市属 CDC of County-Level Cities	1142	56790	41880	21637
县属 County CDC	1666	75568	55525	27900
其他 Others	245	7384	5253	2467

妇幼保健机构及床位、人员数

Number of MCH Institutions, Beds and Personnel

指标 Indictor	2005	2008	2009	2010	2011	2012
儿童医院数(个) Children's Hospitals	**58**	**68**	**70**	**72**	**79**	**89**
床位数(张) Beds	14353	19104	21233	24582	25690	28273
人员数(人) Personnel	25109	31219	33944	37412	40808	45329
#卫生技术人员 Health Technical Personnel	19507	25132	27651	30757	33847	37786
#执业(助理)医师 Physicians and Physician Assistants	6719	8234	9219	10037	10631	11525
注册护士 Registered Nurses	8752	11355	13063	15095	16657	19059
妇产医院数(个) Gyn. & Obs. Hospitals	**127**	**257**	**331**	**398**	**442**	**495**
床位数(张) Beds	11961	18869	22602	26453	29545	32902
人员数(人) Personnel	18789	31627	39453	46045	49403	54989
#卫生技术人员 Health Technical Personnel	14590	24450	30152	34728	37398	41522
#执业(助理)医师 Physicians and Physician Assistants	5378	8572	10452	11704	12351	13810
注册护士 Registered Nurses	6268	10554	13446	15800	17351	19722
妇幼保健机构数(个) MCH Centers	**3021**	**3011**	**3020**	**3025**	**3036**	**3044**
床位数(张) Beds	94105	117261	126109	134364	145866	161560
人员数(人) Personnel	187633	219892	232782	245102	261861	285180
#卫生技术人员 Health Technical Personnel	153153	179918	191801	202365	216149	235741
#执业(助理)医师 Physicians and Physician Assistants	73288	80239	83760	85932	87069	91335
注册护士 Registered Nurses	44949	59770	67028	73195	82131	94065

医学专业招生及在校学生数

Number of Medical Entrants and Enrolments

年份 Year	招生数 Entrants		在校学生数 Enrolments	
	普通高等学校 Regular Institutions of Higher Education	中等职业学校 Secondary Vocational Schools	普通高等学校 Regular Institutions of Higher Education	中等职业学校 Secondary Vocational Schools
2005	386905	468960	1132165	1226777
2008	443433	538974	1655075	1442658
2009	498025	628765	1780718	1597102
2010	533618	582799	1864655	1683865
2011	593030	530467	2001756	1650724
2012	591683	513420	2120880	1539531

注：普通高等学校招生和在校生数包括研究生、本科生及大专生,不含成人本专科生；中等职业学校包括普通中专和成人中专，不含职高和技校学生,下表同。

资料来源: 中国教育统计年鉴。Source: Chinese Education Statistical Yearbook.

医学专业毕业人数

Number of Medical Graduates

年份 Year	普通高等学校 Regular Institutions of Higher Education	中等职业学校 Secondary Vocational Schools
2005	221982	331183
2008	404893	409167
2009	425164	420776
2010	483611	435870
2011	498184	504644
2012	513376	534092

资料来源: 中国教育统计年鉴。Source: Chinese Education Statistical Yearbook.

附录1:香港和澳门特别行政区与台湾省卫生状况

Appendix I: Health Status of Hong Kong, Macao Special Administrative Region and Taiwan Province

香港、澳门特别行政区和台湾省居民健康状况

Health Status of Hong Kong, Macao
Special Administrative Region and Taiwan Province

	人口数 (万人) Total Population (10000)	出生率 Birth Rate (‰)	死亡率 Death Rate (‰)	婴儿死亡率 Infant Mortality Rate(‰)	期望寿命(岁) Life Expectancy at Birth (Year)	
					男性 Male	女性 Female
香港 Hong Kong						
2005	681	8.4	5.7	2.3	78.8	84.6
2008	696	11.3	6.0	1.8	79.4	85.5
2009	697	11.8	5.9	1.7	79.8	85.9
2010	702	12.6	6.0	1.7	80.1	86.0
2011	707	13.5	5.9	1.2	80.5	86.7
澳门 Macao						
2005	47	7.8	3.4	3.3	78.7	83.4
2008	54	8.7	3.2	3.2	79.1	84.9
2009	54	8.9	3.1	2.1	79.4	85.2
2010	54	9.5	3.3	2.9	79.5	85.4
2011	55	10.6	3.4	2.9	79.1	85.5
台湾 Taiwan						
2005	2277	9.1	6.1	6.0	73.8	79.9
2008	2304	8.6	6.3	…	75.6	81.9
2009	2312	8.3	6.2	…	75.9	82.5
2010	2316	7.2	6.3	…	…	…
2011	2323	8.5	6.6	…	…	…

资料来源：《中国统计年鉴》。Source: China Statistical Yearbook.

香港特别行政区医疗卫生条件

Health Resources of Hong Kong Special Administrative Region

指标 Indicator	2005	2007	2008	2009	2010	2011
医师数(人) Physicians	11505	11961	12215	12424	12620	12818
注册中医(人) Registered Chinese Medicine Practitioners	5133	5540	5860	6048	6241	6414
牙科医师(人) Dentists	1941	2025	2074	2126	2179	2215
护士数(人) Nurses	35465	36965	37447	38641	40011	41310
每千人口医师数(人) Physicians per 1000 Population	1.7	1.7	1.7	1.8	1.8	1.8
医疗机构(所) Health Institutions	99	103	107	111	113	117
病床数(张) Beds	34119	34928	35048	35062	35525	36121
每千人口病床数(张) Beds per 1000 Population	4.9	5.0	5.0	5.0	5.0	5.1

资料来源：《中国统计年鉴》。Source: China Statistical Yearbook.

澳门特别行政区医疗卫生条件

Health Resources of Macao Special Administrative Region

指标 Indicator	2005	2007	2008	2009	2010	2011
医师数(人) Physicians	1105	1323	1261	1292	1330	1438
护士数(人) Nurses	1134	1335	1415	1491	1536	1606
每千人口医师数(人) Physicians per 1000 Population	2.1	2.3	2.3	2.4	2.5	2.6
医院数(所) Hospitals	2	3	3	3	4	4
病床数(张) Beds	984	1014	1030	1109	1172	1221
每千人口病床数(张) Beds per 1000 Population	2.0	1.9	1.9	2.1	2.2	2.2

资料来源：《中国统计年鉴》。Source: China Statistical Yearbook.

台湾省医疗卫生条件

Health Resources of Taiwan Province

指标 Indicator	2005	2007	2008	2009	2010
从业医务人员(人) Health Personnel	199734	214748	223623	233553	241156
每千人口医务人员(人) Health Personnel per 1000 Population	8.7	9.4	9.7	10.1	10.4
医疗机构(所) Health Institutions	19433	19900	20174	20306	20691
病床数(张) Beds	146382	150628	152901	156740	158922
每千人口病床数(张) Beds per 1000 Population	6.43	6.56	6.64	6.79	6.86

资料来源：《中国统计年鉴》。Source: China Statistical Yearbook.

附录2: 主要国家卫生状况

Appendix II: Health Status of Main Countries

人口状况

Population Status

国家 Country	人口数 Population (1000) 2010	人口年 增长率 Annual Increase Rate (%) 2000～2010	城镇人口 所占% Urban Population as % of Total 2010	期望寿命(岁) Life Expectancy at Birth (Year) 2009	
				Male	Female
中国China	1 348 932	0.6	47	72	76
印度India	1 224 614	1.5	30	63	66
俄罗斯Russian	142 958	-0.3	73	62	74
巴西Brazil	194 946	1.1	87	70	77
南非South Africa	50 133	1.1	62	54	55
澳大利亚Australia	22 268	1.5	89	80	84
加拿大Canada	34 017	1.0	81	79	83
埃及Egypt	81 121	1.8	43	69	73
法国France	62 787	0.6	85	78	85
德国Germany	82 302	0.0	74	78	83
意大利Italy	60 551	0.6	68	79	84
日本Japan	126 536	0.1	67	80	87
墨西哥Mexico	113 423	1.3	78	73	78
尼日利亚Nigeria	158 423	2.5	50	53	54
波兰Poland	38 277	0.0	61	72	80
泰国Thailand	69 122	0.9	34	66	74
土耳其Turkey	72 752	1.3	70	72	77
英国 UK	62 036	0.5	80	78	82
美国 USA	310 384	0.9	82	76	81

资料来源:《2012年世界卫生统计》，以下4表同。

Source: World Health Statistics •2012. The same for the following 4 tables.

妇幼卫生状况

Maternal and Child Health Status

国家 Country	婴儿死亡率(‰) Infant Mortality Rate (per 1000 Live Births) 2010	5岁以下儿童死亡率(‰) Under-five Mortality Rate (per 1000 Live Births) 2010	孕产妇死亡率(1/10万) Maternal Mortality Ratio (per 100000 Live Births) 2010	1岁儿童疫苗接种率 Immunization Coverage Among 1-year-olds 2010		
				麻苗 Measles	百白破 DTP3	乙肝 HepB3
中国China	16	18	37	99	99	99
印度India	48	63	200	74	72	37
俄罗斯Russian	9	12	34	98	97	97
巴西Brazil	17	19	56	99	98	96
南非South Africa	41	57	300	65	63	56
澳大利亚Australia	4	5	7	94	92	92
加拿大Canada	5	6	12	93	80	17
埃及Egypt	19	22	66	96	97	97
法国France	3	4	8	90	99	42
德国Germany	3	4	7	96	93	90
意大利Italy	3	4	4	90	96	96
日本Japan	2	3	5	94	98	…
墨西哥Mexico	14	17	50	95	95	93
尼日利亚Nigeria	88	143	630	71	69	66
波兰Poland	5	6	5	98	99	98
泰国Thailand	11	13	48	98	99	98
土耳其Turkey	12	13	20	97	96	94
英国 UK	5	5	12	93	96	…
美国 USA	7	8	21	92	95	92

卫生设施

Health Facilities

国家 Country	农村安全饮用水普及率 Coverage of Improved Drinking Water Source in Rural Area (%) 2010	农村卫生厕所普及率 Coverage of Improved Sanitary Toilets in Rural Area (%) 2010	每万人口 Per 10 000 Population 2005～2011		
			医师数 Physicians	护士数 Nurses	病床数 Beds
中国China	91	64	14.2	13.8	42
印度India	92	34	6.5	10.0	9
俄罗斯Russian	97	70	43.1	85.2	97
巴西Brazil	98	79	17.6	64.2	24
南非South Africa	91	79	…	…	…
澳大利亚Australia	100	100	29.9	95.9	38
加拿大Canada	100	100	19.8	104.3	32
埃及Egypt	99	95	28.3	35.2	17
法国France	100	100	34.5	3.1	69
德国Germany	100	100	36.0	111.0	82
意大利Italy	100	…	34.9	2.9	36
日本Japan	100	100	21.4	41.4	137
墨西哥Mexico	96	85	19.6	…	16
尼日利亚Nigeria	58	31	4.0	16.1	…
波兰Poland	…	…	21.6	58.0	67
泰国Thailand	96	96	…	…	21
土耳其Turkey	100	90	15.4	6.4	25
英国 UK	100	100	27.4	101.3	33
美国 USA	99	100	24.2	98.2	30

卫生费用

Health Expenditure

国家 Country	卫生总费用占GDP% Total Health Expenditure as % of GDP 2009	卫生总费用构成(%) % of Total Health Expenditure 2009		政府卫生支出占财政支出% Government Health Expenditure as % of Government Expenditure 2009	人均卫生费用(美元) Per Capita Total Health Expenditure (US$) 2009
		政府卫生支出 Government Health Expenditure	个人卫生支出 Private Health Expenditure		
中国China	5.1	52.5	47.5	12.1	191
印度India	4.2	30.3	69.7	3.7	44
俄罗斯Russian	5.6	63.4	36.6	8.5	476
巴西Brazil	8.8	43.6	56.4	5.9	734
南非South Africa	9.2	43.8	56.2	11.4	521
澳大利亚Australia	8.7	68.0	32.0	16.8	3945
加拿大Canada	11.4	70.6	29.4	18.3	4519
埃及Egypt	4.8	39.5	60.5	5.6	114
法国France	11.9	77.9	22.1	16.3	4840
德国Germany	11.7	76.9	23.1	18.7	4723
意大利Italy	9.4	77.9	22.1	14.2	3323
日本Japan	9.5	82.3	17.7	18.4	3754
墨西哥Mexico	6.5	48.3	51.6	11.9	525
尼日利亚Nigeria	6.1	35.1	64.9	5.9	67
波兰Poland	7.4	72.3	27.7	11.9	829
泰国Thailand	4.2	74.6	25.4	13.3	160
土耳其Turkey	6.7	75.1	24.9	12.8	575
英国 UK	9.8	84.1	15.9	16.0	3440
美国 USA	17.6	47.7	52.3	19.6	7960

附录3: 我国主要人口与社会经济指标

Appendix III: Main Indicators of Population, Society and Economy of China

全国行政区划（2012年底）

Division of Administrative Areas in China (End of 2012)

地　区 Region	地级数 Number of Regions at Prefecture Level	地级市 Cities at Prefecture Level	县级数 Regions at County Level	县级市 Cities at County Level	市辖区 Districts under the Jurisdiction of Cities	县 Counties
总　计 Total	**333**	**285**	**2852**	**368**	**860**	**1453**
北　京 Beijing	–	–	16	–	14	2
天　津 Tianjin	–	–	16	–	13	3
河　北 Hebei	11	11	172	22	37	107
山　西 Shanxi	11	11	119	11	23	85
内蒙古 Inner Mongolia	12	9	101	11	21	17
辽　宁 Liaoning	14	14	100	17	56	19
吉　林 Jilin	9	8	60	20	20	17
黑龙江 Heilongjiang	13	12	128	18	64	45
上　海 Shanghai	–	–	17	–	16	1
江　苏 Jiangsu	13	13	102	23	55	24
浙　江 Zhejiang	11	11	90	22	32	35
安　徽 Anhui	16	16	105	6	43	56
福　建 Fujian	9	9	85	14	26	45
江　西 Jiangxi	11	11	100	11	19	70
山　东 Shandong	17	17	138	30	48	60

注：①本表数字来源于民政部；②县包括自治县(旗)、特区和林区。

Note:①Data in this table are from the Ministry of Civil Affairs; ②Counties include autonomous counties(banners),special administrative region and forest district.

续表 Continued

地　区 Region	地级数 Number of Regions at Prefecture Level	地级市 Cities at Prefecture Level	县级数 Regions at County Level	县级市 Cities at County Level	市辖区 Districts under the Jurisdiction of Cities	县 Counties
河　南 Henan	17	17	159	21	50	88
湖　北 Hubei	13	12	103	24	38	38
湖　南 Hunan	14	13	122	16	35	64
广　东 Guangdong	21	21	121	23	56	39
广　西 Guangxi	14	14	109	7	34	56
海　南 Hainan	3	3	20	6	4	4
重　庆 Chongqing	–	–	38	–	19	15
四　川 Sichuan	21	18	181	14	45	118
贵　州 Guizhou	9	6	88	7	13	56
云　南 Yunnan	16	8	129	11	13	76
西　藏 Tibet	7	1	74	1	1	72
陕　西 Shaanxi	10	10	107	3	24	80
甘　肃 Gansu	14	12	86	4	17	58
青　海 Qinghai	8	1	43	2	4	30
宁　夏 Ningxia	5	5	22	2	9	11
新　疆 Xinjiang	14	2	101	22	11	62

全国人口数

Population of China

指标 Indicator	2000	2005	2008	2009	2010	2011	2012
总人口(万人) Total Population (10 000)	126743	130756	132802	133450	134091	134735	135404
按性别分 By Sex							
男性 Male	65437	67375	68357	68647	68748	69068	69395
女性 Female	61306	63381	64445	64803	65343	65667	66009
按城乡分 By Urban and Rural							
城镇 Urban	45906	56212	62403	64512	66978	69079	71182
乡村 Rural	80837	74544	70399	68938	67113	65656	64222
按年龄段分 By Age Group							
0-14岁(Age)	29012	26504	25166	24659	22259	22164	22287
15-64岁(Age)	88910	94197	96680	97484	99938	100283	93727
65+岁(Age)	8821	10055	10956	11307	11894	12288	19390
人口构成（%） Composition of the population (%)	100.0	100.0	100.0	100.0	100.0	100.0	100.0
按城乡分 By Urban and Rural							
城镇 Urban	36.2	43.0	47.0	48.3	49.9	51.3	52.6
乡村 Rural	63.8	57.0	53.0	51.7	50.1	48.7	47.4
按年龄段分 By Age Group							
0-14岁(Age)	22.9	20.3	19.0	18.5	16.6	16.5	16.5
15-64岁(Age)	70.1	72.0	72.7	73.0	74.5	74.4	74.1
65+岁(Age)	7.0	7.7	8.3	8.5	8.9	9.1	9.4
性别比 Sex Ratio	106.7	106.3	106.1	105.9	105.2	105.2	105.1
出生性别比 Sex Ratio at Birth	116.9	118.6	120.6	119.5	117.9	117.8	117.7

注: ①本表摘自《中国统计年鉴》和《中国统计摘要》；②总人口包括现役军人。

Note: ①Data in the table are from China Statistical Yearbook and China Statistical Abstract. ②Total population include active servicemen.

各地区人口数

Population By Region

地　区 Region	总人口 Total Population (10000)			按城乡分 By Residence (10000) 2011		城镇人口% Urban Population as % of Total Population 2011	性别比 Sex Ratio 2011
	2000	2010	2012	城镇 Urban	乡村 Rural		
总　计 Total	**126743**	**134091**	**135404**	**69079**	**65656**	**51.3**	**105.2**
北　京 Beijing	1364	1962	2069	1740	279	86.2	104.1
天　津 Tianjin	1001	1299	1413	1091	264	80.5	98.8
河　北 Hebei	6674	7194	7288	3302	3939	45.6	107.7
山　西 Shanxi	3247	3574	3611	1785	1808	49.7	104.9
内蒙古 Inner Mongolia	2372	2472	2490	1405	1077	56.6	98.9
辽　宁 Liaoning	4184	4375	4389	2807	1576	64.1	101.3
吉　林 Jilin	2682	2747	2750	1468	1281	53.4	104.5
黑龙江 Heilongjiang	3807	3833	3834	2166	1668	56.5	101.3
上　海 Shanghai	1608.6	2303	2380	2096	251	89.3	113.1
江　苏 Jiangsu	7327	7869	7920	4889	3010	61.9	100.9
浙　江 Zhejiang	4679.9	5447	5477	3403	2060	62.3	95.8
安　徽 Anhui	6093	5957	5988	2674	3294	44.8	102.7
福　建 Fujian	3410	3693	3748	2161	1559	58.1	97.4
江　西 Jiangxi	4149	4462	4504	2051	2437	45.7	111.2
山　东 Shandong	8998	9588	9685	4910	4727	51.0	100.7

资料来源：《中国统计年鉴》。Source: China Statistical Yearbook.

续表 Continued

地　区 Region	总人口 Total Population (10000)			按城乡分 By Residence (10000) 2011		城镇人口% Urban Population as % of Total Population 2011	性别比 Sex Ratio 2011
	2000	2010	2012	城镇 Urban	乡村 Rural		
河　南 Henan	9488	9405	9406	3809	5579	40.6	107.8
湖　北 Hubei	5646	5728	5779	2984	2774	51.8	105.7
湖　南 Hunan	6562	6570	6639	2975	3621	45.1	106.0
广　东 Guangdong	8650	10441	10594	6986	3519	66.5	115.2
广　西 Guangxi	4751	4610	4682	1942	2703	41.8	110.0
海　南 Hainan	789	869	887	443	434	50.5	108.3
重　庆 Chongqing	2849	2885	2945	1606	1313	55.0	104.0
四　川 Sichuan	8329	8045	8076	3367	4683	41.8	104.4
贵　州 Guizhou	3756	3479	3484	1213	2256	35.0	112.0
云　南 Yunnan	4241	4602	4659	1704	2927	36.8	104.1
西　藏 Tibet	258	301	308	69	234	22.7	104.4
陕　西 Shaanxi	3644	3735	3753	1770	1973	47.3	105.4
甘　肃 Gansu	2515	2560	2578	953	1611	37.2	108.2
青　海 Qinghai	517	563	573	263	305	46.2	102.6
宁　夏 Ningxia	554	633	647	318	321	49.8	111.1
新　疆 Xinjiang	1849	2185	2233	962	1247	43.5	105.3

人口年龄构成(%)

Composition of Population by Age (%)

年龄组 Age Group	合计 Total			男性 Male			女性 Female		
	2000	2010	2011	2000	2010	2011	2000	2010	2011
合计 Total	100.0	100.0	100.0	51.5	51.2	51.3	48.5	48.8	48.8
0～4	5.6	5.7	5.7	3.0	3.1	3.1	2.5	2.6	2.6
5～14	17.4	10.9	10.8	9.2	5.9	5.8	8.2	5.0	5.0
15～24	15.9	17.1	16.5	8.1	8.7	8.5	7.8	8.4	8.0
25～34	19.7	14.9	15.0	10.1	7.5	7.6	9.6	7.3	7.4
35～44	15.3	18.2	17.8	7.9	9.3	9.1	7.4	8.9	8.7
45～54	12.0	13.8	14.2	6.2	7.1	7.3	5.8	6.8	7.0
55～59	3.7	6.1	6.3	1.9	3.1	3.2	1.8	3.0	3.1
60～64	3.4	4.4	4.6	1.7	2.2	2.3	1.6	2.2	2.3
65～69	2.8	3.1	3.2	1.4	1.6	1.6	1.4	1.5	1.6
70～74	2.1	2.5	2.5	1.0	1.2	1.3	1.1	1.2	1.3
75～79	1.3	1.8	1.9	0.6	0.9	0.9	0.7	0.9	1.0
80～84	0.6	1.0	1.0	0.3	0.4	0.5	0.4	0.6	0.6
85+	0.3	0.6	0.6	0.1	0.2	0.2	0.2	0.4	0.4

资料来源：《中国统计年鉴》。 Source: China Statistical Yearbook.

人口文化程度

Educational Level of the Population

指标 Indictor	1990	2000	2010
绝对数(万人)			
Total Population (10000)			
大专及以上 Junior College and Above	1613	4571	11964
高中和中专 Senior Secondary and Secondary Technical School	9113	14109	18799
初中 Junior Secondary School	26465	42989	51966
小学 Primary School	42011	45191	35876
文盲人口 Illiterate	18003	8507	5466
每十万人口(人)			
per 100 000 population			
大专及以上 Junior College and Above	1422	3611	8930
高中和中专 Senior Secondary and Secondary Technical School	8039	11146	14032
初中 Junior Secondary School	23344	33961	38788
小学 Primary School	37057	35701	26779
文盲率(%) Illiterate Rate(%)	**15.9**	**6.7**	**4.1**

资料来源：《中国统计年鉴》。Source: China Statistical Yearbook.

国内生产总值和财政收支

Gross Domestic Products,Government Revenues and Expenditures

年份 Year	国民总收入(亿元) Gross National Income (100 Million Yuan)	国内生产总值(亿元) GDP (100 Million Yuan)	人均国内生产总值(元) GDP per Capita (Yuan)	财政收入(亿元) Government Revenue (100 Million Yuan)	财政支出(亿元) Government Expenditur (100 Million Yuan)
2005	183619	184937	14185	31649	33930
2008	315275	314045	23708	61330	62593
2009	341401	340903	25608	68518	76300
2010	403260	401202	29992	83102	89874
2011	468562	473104	35198	103874	109248
2012	516662	519322	38449	117210	125712

资料来源：《中国统计年鉴》、《中国统计摘要》。下表同。Source: China Statistical Yearbook and China Statistical Abstract. The same for the table below.

居民消费价格与商品零售价格指数（上年=100）

Consumer Price and Retail Price Index（Preceding Year=100）

指标 Indictor	2008	2009	2010	2011	2012
居民消费价格指数 Consumer Price Index	105.9	99.3	103.3	105.4	102.6
#医疗保健 Health Care	102.2	101.4	103.3	102.9	101.7
#医疗保健服务 Health Care Services	100.5	101.0	100.9	100.6	
商品零售价格指数 Retail Price Index	105.9	98.8	103.1	104.9	102.0
中药及中成药 Traditional Chinese Medicine and Patent Medicine	106.9	102.4	111.1	112.1	104.9
西药 Chemical Medicines	101.3	101.1	101.0	99.6	100.3